Sigrid Nesterenko

Neue Energie ohne Candida

Wie Sie den lästigen Candidapilz

endgültig los werden und

Ihre Lebensfreude zurückbekommen

Großer Sonderteil:

Über 100 erprobte Candida-Diät-Rezepte

Rainer Bloch Verlag

Rainer Bloch Verlag, 69469 Weinheim, e-Mail: info@bloch-verlag.de
Internet: www.bloch-verlag.de

Neue Energie ohne Candida

Sigrid Nesterenko

ISBN ISBN 978-3-942179-39-3

Rainer Bloch Verlag

2.überarbeitete und erweiterte Auflage 2017

Druck: SOL - Service GmbH, Schrobenhausen

SPRACHREGELUNG:

Zur Vereinfachung beim Schreiben und Lesen wird immer die männliche Form verwendet: der Patient, der Arzt usw. Dieser Artikel dient als allgemeiner Gattungsbegriff und schließt weibliche Personen automatisch mit ein.

Inhaltsverzeichnis

Vorwort 7
Was ist Candida? 9
- Invasive Candida-Infektionen 10
- Den Candida verstehen 10

Pilzarten - nicht jeder Pilz ist gefährlich 12
- Schimmelpilze 13
- Dermatophyten 13
- Hefepilze 14

Was macht den Candida so gefährlich? 15
Energieräuber Candida 17
Symptome einer Candida-Infektion 18
- Akne 20
- Blähbauch 21
- Infektanfälligkeit 22
- Gelenk- und Muskelschmerzen 22
- Haut- und Haarprobleme 22
- Heißhunger auf Kohlenhydrate 23
- Kurzatmigkeit und Herzbeschwerden 24
- Erhöhte Leber- und/oder Cholesterinwerte 25
- Mundgeruch 25
- Mundsoor 26
- Nahrungsmittelintoleranzen 27
- Scheidenpilz (Vaginapilz) 28
- Verdauungsprobleme 29
- Verstopfung 29
- Belegte Zunge 30
- Symptome im Überblick von A-Z 30
- Auto-Brewery-Syndrom – eine Brauerei im eigenen Bauch 33

Die Darmflora 34
Die Darmflora bei Kindern 38
Hefepilz-Infektion von Neugeborenen – mit Neurodermitis zur Welt 40
Leaky Gut Syndrom – der durchlässige Darm 42
Nahrungsmittelintoleranzen – oft verkannt anstatt verbannt 43
Histaminintoleranz 44
Candida – ein „reizendes" Thema zwischen Mainstream-Medizin und Naturheilkunde 46
Erfahrungen mit Candida in der Mainstream-Medizin 47

Welcher Therapeut? 48
Diagnosemöglichkeiten 50
- Stuhluntersuchung 50
- Abstriche 51
- Urintest 52
- Antigen- und Antikörperbestimmungen 52
- Lymphozytentransformationstest (LTT-Test) 53
- Speichel-Selbsttest 53
- Bioresonanz 54
- Dunkelfeldmikroskopie 54
- Elektroakupunktur nach Dr. Voll 54
- Kinesiologie 54
- Schwermetallbelastungstest 55
- Selbsttest durch Antipilzdiät 55
- Diagnose – aber richtig 56

Risikofaktoren für eine Candida-Infektion 58
- Abführmittel 58
- Antibiotika 58
- Bauchspeicheldrüsenunterfunktion 59
- Chemotherapeutika 60
- Cortison 60
- Diabetes mellitus 61
- Hormone 61
- Infektionen 62
- Nahrungsmittelallergien und -intoleranzen 62
- Stress 63
- Übergewicht 63
- Übersäuerung 63
- Umweltgifte 63

Schwermetalle als Ursache von Candida 64
Therapiemöglichkeiten 66
Ernährung – Antipilzdiät 67
Pre- und Probiotika 68
Antimykotische Mittel von A – Z 69
- Albicansan® 70
- Aloe Vera 70
- Amphotericin B 71
- Caprylsäure 71
- Exmykehl® 72
- Fluconazol 72

- Fortakehl® 73
- Grapefruitkernextrakt (GKE) 74
- Knoblauch 75
- Kokosöl 76
- Kollodiales Silber 77
- Lapachotee 78
- Nystatin 79
- Olivenblattextrakt 80
- Pefrakehl® 81
- Rizolöle 81
- Zistrose 83
- Nebenwirkungen 84

Stärkung des Immunsystems 85
- Beta Glucan 86
- Colostrum 86
- Melatonin 87
- Infrarotkabinen 87
- Ergänzende Maßnahmen 88

Säure-Basen-Haushalt 89
Regulierung des pH-Wertes im Darm 92
Kopfhaut- und Haarbehandlung 93
Mundbehandlung 94
Ölziehen 95
Scheidenpilz-Therapie 96
Was ist bei der Hygiene zu beachten? 98
Colon-Hydro-Therapie 99
Candida mit Sport bekämpfen? 100
Optimale Verdauung als Basis für eine gesunde Darmflora 101
- Verdauung beginnt im Mund 102
- Verdauungsschwäche 102
- Unverträgliche Nahrungsmittel 103
- Zu große Mengen 104
- Kombination von Nahrungsmitteln 104
- Gesunde Kost ist nicht immer gesund 105
- Essenszeit 105

Candida-Therapie bei Schwermetallbelastungen 105
Amalgamentfernung und Schwermetallausleitung 107
Chronische Candida-Infektion 109
Antipilzdiät - die Basis der Candida-Therapie 111
Zucker – die unterschätzte Gefahr nicht nur bei Candida 113
Suchtpotential von Zucker 115

Der süße Zahn – der beste Freund vom Candida 116
Zuckerarten 117
- Stevia 118
- Milchzucker 119
- Xylit 120
- Inulin 120
- Oligofructose 121
- Aspartam 121

Koffein - Kaffee und Co. 122
Konservierungsmittel 123
Grüne Smoothies bei Candida 124
Konjacnudeln 126
Erlaubte Lebensmittel von A-Z 128
Verbotene Lebensmittel von A-Z 132
20 Ernährungstipps für die Antipilzdiät 135
Häufige Fragen 137
Candida-Diät-Rezepte 141
Rezeptregister 226
Zur Autorin 230
Hinweise für den Leser 231

Vorwort

Sie fühlen sich krank und wissen einfach nicht warum? Ihr Arzt ist leider auch ratlos und lässt Sie nun im Regen stehen? Sie sind möglicherweise ständig müde, Ihre Haare verabschieden sich immer mehr, Ihr Bauch ist aufgebläht und passt in keine Hose mehr, und die geruchsintensiven Blähungen bringen Sie langsam in die soziale Isolation?

Sie vertragen diverse Nahrungsmittel nicht mehr, haben Bauchschmerzen oder kolikartige Bauchkrämpfe, Sie sind genervt von Ausschlägen oder Ekzemen, die immer wieder kehren, Sie essen besonders gerne Süßigkeiten und werden häufig von Heißhungerattacken übermannt? Und die Allergien werden auch immer mehr? Die Symptome halten Sie für harmlos und haben sich im Laufe von vielen Monaten oder Jahren daran gewöhnt?

Sie fühlen sich einfach nicht wohl und wissen nicht warum? Obwohl Sie schon bei zahlreichen Therapeuten waren, vom Kopf auf den Fuß gestellt wurden, zigfache ergebnislose Blutuntersuchungen Ihren Zustand auch nicht erklären konnten? Sie haben langsam das Gefühl, man nimmt Sie nicht mehr ernst? Ihr Arzt sagt „Sie haben nichts" und Sie fühlen sich einfach nur krank? Möglicherweise sind Sie sogar nicht mehr in der Lage, zu arbeiten?

Jeder, der in solch einer Situation steckt, wünscht sich nichts sehnlicher auf der Welt, als dass endlich die Ursache für diese ganze Misere herausgefunden wird. Aber trösten Sie sich, es gibt viele Menschen, die in solch einer vermeintlich ausweglos scheinenden Situation stecken – Sie sind nicht allein!

Und was Sie noch mehr trösten wird: Es gibt für viele dieser Personen eine Lösung, wenn der Übeltäter ausfindig gemacht wird und dieser sich als Candida outet.

Sind Sie schon mal auf eine Candida-Infektion hin untersucht worden? Und wenn ja, wie zuverlässig war die Diagnostikmethode?

Wer von Hefepilzen betroffen ist, hat in der Regel einen langen, mitunter auch jahrelangen, Leidensweg hinter sich. Man merkt, wie es gesundheitlich immer weiter bergab geht, aber es kann einfach niemand sagen, warum das so ist. Alle Therapien bleiben erfolglos, aber wie soll eine Therapie erfolgreich sein, wenn sie am Thema vorbei behandelt?

Leider wird in der Mainstream-Medizin das Thema Candida viel zu selten ernst genommen. Und lässt man sich nicht auf andere medizinische Möglichkeiten ein, kann eine Candida-Infektion zu einer „never ending story" werden, die nur ein Leben auf Sparflamme zulässt!

Viele naturheilkundlich ausgerichtete Therapeuten kennen die Problematiken und Herausforderungen des Candidas zu genüge. Sie bieten diverse Therapiemöglichkeiten an, um den lästigen Pilz zu beseitigen.

Doch gelingt dies nur durch eigenes Mitwirken! Hefepilze sind hartnäckig und lassen sich nicht durch ein paar Pillen auf Dauer beseitigen. Stattdessen ist ein umfangreiches Therapiekonzept vonnöten, bei dem eine Ernährungsumstellung unverzichtbar ist. Auch eine Ursachenbeseitigung sowie eine Darmsanierung sind wichtige Bestandteile einer erfolgreichen und nachhaltigen Pilzbehandlung.

All das und noch viel mehr erfahren Sie in diesem Buch!

Sie erhalten wertvolle Tipps aus der Sicht von Betroffenen und der Autorin selbst, die über jahrzehntelange Candida-Erfahrungen verfügt. Viele neue Erkenntnisse der letzten 10 Jahre seit Erscheinung der Erstauflage dieses Buches sind in diese neue Ausgabe eingeflossen und erhöhen auch bei hartnäckigen Pilz-Infektionen die Chance, die Pilze endlich loszuwerden.

Profitieren auch Sie von langjährigen Erfahrungen mit dem Candida, von denen besonders derjenige berichten kann, der sie selbst erlebt hat.

Was ist Candida?

Vor fast 100 Jahren (1929) wurde der erste Patient mit einer Kandidose beschrieben, einer Infektionskrankheit, die durch Hefepilze namens Candida ausgelöst wird und meistens den Candida albicans betrifft.

Heute sprechen Fachleute von einer neuen Volksseuche, was nicht verwundert, allein in den USA sollen ca. 40 Mio. Personen von Pilzinfektionen betroffen sein, Tendenz steigend. Allein die Hälfte der Sepsisfälle wird mittlerweile durch Candida-Infektionen ausgelöst.

Grundsätzlich gehören Pilze zum menschlichen Mikroorganismus und bedeuten nicht zwangsläufig einen krankhaften Zustand. Krankmachend sind sie in dem Moment, wenn Symptome auftreten und die Pilze augenscheinlich Überhandgenommen haben, weil das Immunsystem nicht in der Lage ist, die Pilze in Schach zu halten. Dann können Candida-Pilze zu vielfältigen Erkrankungen und Beschwerden führen, diese auslösen oder zumindest begünstigen.

Welche das sind, hängt davon ab, in welcher Körperregion sich die Pilze ansiedeln, vorrangig geschieht dies im Darm. Häufige Folgen einer Candida-Infektion im Darm sind Unverträglichkeiten auf Nahrungsmittel. Je länger diese Intoleranzen unentdeckt und der Candida unbehandelt bleiben, umso mehr weitere Unverträglichkeiten und sonstige gesundheitliche Beschwerden gesellen sich im Laufe der Zeit hinzu.

Häufig vertreten sind neben Darm- auch Hautpilze (z. B. Fußpilze, Ekzeme, Ausschläge, Rötungen) sowie Genitalpilze (Scheidenpilz, Penispilz). Je länger die Pilze Zeit haben, sich ungestört auszubreiten, umso größer kann das Ausmaß an Schäden für den Betroffenen werden.

Dass der Darm als die Hauptquelle des Candidas in den verschiedenen anderen Körperregionen ursächlich verantwortlich ist, wird leider meistens nicht bedacht. So wird lokal behandelt, aber der Darm bleibt außen vor.

Erstaunlich ist allerdings oftmals, dass bei einer erfolgreichen Behandlung der Darmpilze auch die bis dato als therapieresistent auftretenden Pilze in anderen Körperregionen verschwinden.

Invasive Candida-Infektionen

Vom Darm ausgehend können sich die Pilze auf viele Organe ausbreiten. Über die Lymph- und Blutbahn gelangen sie in innere Organe wie Herz, Leber, Augen, Nieren und Gehirn und verursachen dort die so genannten Organmykosen. Hiervon sind hauptsächlich stark immun geschwächte Personen bedroht.

Voraussetzung für eine invasive Candida-Infektion ist in der Regel eine schwere Grunderkrankung mit einem extrem geschwächten Immunsystem wie AIDS, Krebs und einer Transplantation.

Auch bestimmte Behandlungen mit Antibiotika, Cortison und Chemo sowie abdominelle Operationen öffnen Tür und Tor für eine invasive Infektion, die sich auf Organe wie Blase, Herz, Leber und Gehirn ausbreitet und somit lebensbedrohlich werden kann. Dabei können die Pilze auch in Zellen eindringen und Entzündungen und lebensgefährliche Blutvergiftungen auslösen.

Obwohl Candida-Infektionen lebensbedrohliche Verläufe nehmen können und man davon ausgeht, dass jährlich allein in Deutschland 10.000 Personen an einer Candida-Sepsis sterben, werden derartige Infektionen immer noch viel zu selten diagnostiziert. Und nur bei maximal der Hälfte dieser Fälle entdeckt der Pathologe zufällig die Pilzinvasion.

Den Candida verstehen

Die Ursache einer Candida-Infektion ist in erster Linie im Versagen der körpereigenen Abwehr zu sehen, doch stellt sich die Frage, wie es überhaupt dazu kommt. Das Immunsystem wird heutzutage durch zahlreiche Einflüsse stark beansprucht, sei es durch Umweltschadstoffe, Stress, Fast Food, chronische Erkrankungen, Virusinfektionen, Antibiotika und vieles mehr. Besonders der Zusammenhang zwischen einer Belastung mit Umweltgiften und einer unzureichenden Entgiftungskapazität des Körpers rückt bei komplementär ausgerichteten Therapeuten zunehmend in den Fokus. Lesen Sie hierzu auch das Kapitel „Schwermetalle und Candida".
Der Candida beginnt sein Leben im feuchtwarmen dunklen Dünndarm und ist auf die Existenz von organischem Kohlenstoff angewiesen. Im Darm sitzt er an der Quelle und bekommt täglich viel zu essen: Kohlenhydrate, Weißmehl, Reis, Alkohol und allen voran Zucker in all seinen Variationen.

Je einfacher die zur Verfügung stehenden Kohlenhydrate sind, umso mehr wirken diese wie ein Dünger für das Pilzwachstum. Innerhalb von nur 20 Minuten kann sich die Anzahl der Pilzzellen im Darm verdoppeln!

Da der Candida im Dünndarm sitzt, kann er die für sich notwendigen Nährstoffe abgreifen, bevor der menschliche Organismus die Nährstoffe für sich gewinnen kann. Das ist fatal für den Körper, weil er durch den Entzug lebenswichtiger Mineralien und Vitamine langfristig geschwächt wird. Ein Teufelskreis beginnt!

Besonders tückisch ist ein spezielles Enzym, mit dessen Hilfe sich der Candida in der Darmschleimhaut einnisten kann und hier Lücken auffüllt, die zuvor gute Darmbakterien belegt hatten. Je weiter sich die Pilze ausweiten, umso mehr werden die gesundheitsfördernden Darmbakterien zurückgedrängt. Häufig sind dort, wo Candida-Pilze angesiedelt sind, auch Parasiten, Würmer und Protozoen zu finden. Der Darm wird dadurch zusätzlich belastet, weil auch diese Bewohner Toxine freisetzen, Parasiten geben z. B. Ihre Toxine in Form von Ammoniak ab.

Dabei würde schon allein der Schaden ausreichen, der durch die Pilze verursacht wird. Besonders gefürchtet ist das Aufbrechen der Schleimhautbarriere durch die Candida-Sporen, wodurch das sogenannte Leaky Gut Syndrom entsteht und Mykotoxine, aber auch andere im Darm befindliche Substanzen in das Körperinnere gelangen können. Lesen Sie hierzu das Kapitel „Leaky Gut Syndrom – der durchlässige Darm".

Mykotoxine gehören zur Überlebensstrategie des Candidas, denn mit ihrer Hilfe schützt er sich vor Angriffen des menschlichen Immunsystems, aber auch vor Viren und Bakterien. Sein Hauptmechanismus zur Produktion von Mykotoxinen ist die Vergärung von Kohlenhydraten, denn hierbei entsteht Alkohol, der Viren und Bakterien vernichten kann.

Ein weiteres Mykotoxin ist das Canditoxin, das den menschlichen Organismus zusätzlich schwächt und die Ansiedelung weiterer Pilze ermöglicht. Durch Canditoxin wird die körpereigene Produktion der T-Lymphozyten gehemmt, was so genannte Sekundärinfektionen des betroffenen Menschen zur Folge haben kann.

Der Candida gehört neben dem Helicobacter Pylori zu den erfolgreichsten und tückischsten Überlebenskünstlern in der menschlichen Keimwelt. So kann er

ständig die Immunzellen irritieren, indem er seine Oberflächenstruktur immer wieder verändert.
Außerdem nistet er sich in Nischen ein, die für die Abwehrzellen kaum erreichbar sind, oder er macht sich unsichtbar, indem er an die körpereigenen Blutzellen andockt. Dieses geschickte und komplexe Verhalten macht es so schwierig, ihn erfolgreich und dauerhaft los zu werden.

Pilzarten - nicht jeder Pilz ist gefährlich

Wenn von Pilzen die Rede ist, dann kann dies in vielerlei Hinsicht sein, angefangen bei leckeren Champignons zum Wiener Schnitzel über fiese schwarze Schimmelpilze hinter dem Kleiderschrank bis hin zu lästigen Candida-Hefepilzen, die gerade damit beschäftigt sind, die Gesundheit seines Gastgebers zu ruinieren.

Insgesamt gehören über 100.000 verschiedene Arten zur Familie der Pilze. Von diesen sind einige schädlich oder sogar giftig, aber es gibt auch einige unter ihnen, die durchaus nützlich sein können. Also Pilz ist nicht gleich Pilz!
Zu den nützlichen Arten gehören beispielsweise Backhefe, Bierhefe und der Kefirpilz, schädliche und damit gesundheitsgefährdende Pilze sind Hefepilze der Candida-Familie, Schimmelpilze und Hautpilze (sog. Dermatophyten). Pilze, die für den Menschen gefährlich sein können, werden als pathogen bezeichnet und werden nach der DHS-Klassifizierung eingeteilt:

D = Dermatophyten (Hautpilze)
H = Hefepilze (Candida)
S = Schimmelpilze
Während es an den zerstörerischen Eigenschaften von Hautpilzen und Schimmelpilzen keinen wissenschaftlichen Zweifel gibt, werden die gesundheitlichen Gefahren, die von Candida-Pilzen ausgehen, zum Leidwesen der Betroffenen immer noch kontrovers diskutiert und bleiben bei den meisten Patienten unentdeckt und demzufolge unbehandelt.

Immerhin ist sich die Mainstream-Medizin dahingehend einig, dass es bei immungeschwächten Patienten, die von AIDS, Krebs oder Transplantationen betroffen sind, Candida-Infektionen gibt. Bei diesen Patientengruppen handelt es sich häufig um eine systemische Pilzinfektion, die lebensbedrohliche Ausmaße annehmen kann.

Candida albicans ist der am häufigsten anzutreffende Erreger von systemischen Mykosen, doch seit einigen Jahren werden immer häufiger auch andere Pilzarten beobachtet.

Neben dem Sprosspilz Candida sp. sind dies besonders der Candida krusei, Candida glabrata, Candida lusitaniae, Mucor racemosus, Aspergillus niger und Penicillum roquefortii.

Pilze geben Mykotoxine in ihre Umgebung ab, und das ist der Aspekt, der sie so gefährlich macht. Weit über 100 verschiedene Pilzgifte sind mittlerweile bekannt, davon gehen 8 Toxinarten von Aflatoxinen aus.

Schimmelpilze

Die bekanntesten Schimmelpilze sind der Aspergillus, Mucor, Penicillium, Alternaria, Rhizopus und Cladosporium. Sie wachsen überall dort, wo es warm und feucht ist. Anfangs sind sie nur an der Oberfläche zu sehen, mit der Zeit wachsen sie mit ihrem Geflecht auch in die Tiefe. Je nach Pilzgattung kommen sie in unterschiedlichen Umgebungen vor wie im Wald, in Gärten, auf Lebensmitteln wie Gewürzen, Obst, Gemüse, Brot, auf verfaulten Pflanzen, im Hausstaub, in feuchten Wohnräumen bis hin zu Badezimmern, Wasserrohrleitungen, Kühlschränken und Polstermöbeln.

Gefahren von Schimmelpilzen drohen insbesondere dann, wenn deren Sporen eingeatmet werden. Das gilt in besonderem Maße, wenn man gegen diese allergisch reagiert.

Die wichtigste therapeutische Maßnahme besteht in der Vermeidung der Pilze und der Beseitigung der Allergenquellen wie z. B. der Sanierung der Wohnräume.

Dermatophyten

Dermatophyten werden auch als Fadenpilze bezeichnet und sind neben den Candida-Hefepilzen eine zweite Pilzart, die die Haut befallen kann.

Fadenpilze ernähren sich von Kohlenhydraten und Keratin der abgestorbenen Zellen und dringen in die Hornschicht der Haut ein. Diese Pilzart breitet sich besonders dann aus, wenn die Immunabwehr des Körpers geschwächt ist oder Feuchtigkeit und Wärme ein ideales Milieu schaffen. Dieses ist gegeben, wenn enge Kleidung und Schuhe zu häufigem Schwitzen führen und ein unzureichender Luftaustausch besteht. Darüber hinaus gibt es körpereigene Einflüsse, die die Entstehung begünstigen wie eine unzureichende Durchblutung und Diabetes, infolgedessen das Abwehrsystem der Haut beeinträchtigt ist.

Dermatophyten äußern sich durch Juckreiz, Schwellungen oder Rötungen und treten an unterschiedlichen Körperregionen akut oder chronisch auf wie insbesondere als Fuß- oder Nagelpilz, aber auch in Hautfalten (z. B. in der Leiste, unterhalb der Brust, Pofalten bei Windeln). Ist die körperliche Abwehr stark beeinträchtigt, können sogar tiefer liegende Bereiche betroffen sein, indem die Pilze in die Lymphbahnen gelangen.

Die Übertragung der Fadenpilze erfolgt indirekt über Schuppen von Haut, Haaren und Nägeln. Sie sind in der Lage, sogar eine gewisse Zeit außerhalb eines Wirtes zu existieren und gelten damit als überaus widerstandsfähig.

Hefepilze

Jede Hefe ist ein Pilz, aber nicht jeder Pilz ist eine Hefe. Der Begriff „Hefen" wird mit Candida übersetzt. Je nachdem, welcher Hefepilz vorhanden ist, heißt er beispielsweise „Candida albicans", "Candida krusei" oder „Candida parapsilosis". Dieses sind die drei am häufigsten vorkommenden Gattungen, insgesamt gibt es ca. 150 Candida-Arten, von denen aber nur 12 als krankmachend gelten.

Für Hefepilze kursieren unterschiedliche Begrifflichkeiten wie Hefemykosen, Mukotane Candidose, Candidamykose oder Soor. Hefepilze können wie die Fadenpilze, ebenfalls die Haut befallen. Hier kann es unter anderem Füße, Hände (Fuß- und Nagelpilze) und Hautfalten betreffen.
Infektionen zeigen sich durch Rötungen, Juckreiz, Schwellungen und weißlich gequollene oder tief eingerissene Haut. Wird eine Candida-Infektion chronisch, zeigen sich zudem kleine Pusteln und Bläschen.

Durch ein feuchtwarmes Milieu können sich Hefepilze stark vermehren, was durch eine ungeschlechtliche Sprossung geschieht. Neben der Haut sind auch Schleimhäute beliebte Regionen, in denen sich Hefepilze gerne aufhalten, was zu Scheidenpilzen und Mundsoor führen kann.

Am häufigsten sind Hefepilze im Darm anzutreffen, was als Darmmykose bezeichnet wird.

Die Übertragung von Hefepilzen kann durch die Nahrung erfolgen, aber auch durch verunreinigte Gegenstände (z. B. Handtücher, Zahnbürsten) oder infizierte Mitmenschen, wie insbesondere Partner und Personen, die im selben Haushalt leben.

Was macht den Candida so gefährlich?

Der Candida ist bei jedem Mensch im Dünndarm zuhause und wird bei einem intakten Immunsystem durch die natürliche Besiedelung gesundheitsfördernder Darmbakterien in Schach gehalten. Ist die körperliche Abwehr jedoch geschwächt, kann sich der Candida ausbreiten und sogar systemisch werden und somit jede Körperregion betreffen.

Wenn die Hefepilze über die Blutbahn auf andere Organe übersiedeln, besteht die Gefahr einer Pilzsepsis, die unbehandelt tödlich enden kann, indem Lungen, Nieren oder Gehirn infiziert werden. Die schlimmste mögliche Variante ist eine komplette Überflutung des Organismus mit Hefepilzen. Doch bevor dies geschieht, können sie sich auf vielfältige Weise auf die Gesundheit des Wirtes auswirken.

Sie sind Schmarotzer und dementsprechend frech und forsch benehmen sie sich. Sie greifen ab, was ihn schmeckt und wichtig ist, allen voran alles Zuckerhaltige. Aber auch Nährstoffe verschmähen sie nicht, denn diese benötigen sie ebenso zum Überleben.
All das geschieht direkt an der Quelle, wo sie sitzen und wie im Schlaraffenland alles auf dem Silbertablett serviert bekommen: im Darm. Für den Hausherrn ist dieses Gebaren weniger lustig, denn eigentlich benötigt dieser all das selbst, was diese Schmarotzer ihm gerade vor der Nase wegschnappen.

Was des einen Freud ist des andern Leid. Denn während der Candida ein Leben in Saus und Braus genießt, leidet sein Wirt unter Nährstoffmangel, Blähungen, Müdigkeit und Heißhungerattacken. Letztere sind lästig und für die Waage eine Katastrophe, denn in Windeseile muss was Süßes her und das gleich mehrmals am Tag. Alle Diätbemühungen laufen ins Leere und machen es den Betroffenen fast unmöglich, erfolgreich und auf Dauer abzunehmen.

Die Pilze freut`s, denn Nachschub ist damit so gut wie gesichert. Damit das auch weiter gelingt, breiten sie sich aus, wo immer sie können. Hierfür ist ihnen nichts zu schäbig, denn sie überfluten den Wirt mit großen Mengen Mykotoxinen. Diese auch als Pilzgifte bezeichneten Stoffwechselprodukte sind äußerst schädlich für den Wirt, dessen Immunsystem hierdurch in Mitleidenschaft gezogen wird, aber auch für die umgebenden Bakterien und Viren, die abgetötet werden. Insbesondere sind es die Fuselalkohole, die den Pilzen beim Kampf um ihr Revier helfen.

Diese werden bei der Vergärung von Kohlenhydraten produziert und betragen so große Mengen, dass täglich bis zu 1 Liter möglich ist! Dies ist eine große Belastung für die Entgiftungsorgane, besonders die Leber trifft es hart. So kann manch Betroffener eine Fettleber oder noch schlimmere Lebererkrankungen entwickeln, ohne jemals einen Tropfen Alkohol getrunken zu haben. Lesen Sie hierzu das Kapitel „Auto-Brewery-Syndrom – eine „Brauerei" im eigenen Bauch".

Ein weiteres nicht zu verachtendes Gift ist das Canditoxin. Dieses trägt nicht nur zu einem weiteren Wachstum der Pilze bei, sondern führt zu einer Beeinträchtigung der T-Lymphozyten-Produktion. Dies bedeutet eine gravierende Einschränkung des Immunsystems, infolgedessen Infektionen mit anderen Erregern einfaches Spiel haben.

Doch nicht nur zu Lebzeiten sind Pilze gefährlich für seinen Wirt, sondern auch während der Eliminierungsphase. Bei diesem Vorgang werden Zerfallsprodukte der Pilze und die damit verbundenen Giftstoffe freigesetzt.

Während des Abtötungsprozesses werden allerdings auch die zuvor gebundenen Quecksilberkomplexe im Körper freigesetzt, wenn eine Schwermetallbelastung vorliegt. In diesen Fällen sollten daher unbedingt entsprechende Vorsichtsmaßnahmen ergriffen werden.

Diese bestehen insbesondere in der Verabreichung von Bindemitteln. Das können Zeolith, Medizinische Kohle, Heilerde oder Chlorellaalgen sein. Auch wenn man nicht von einer Schwermetallbelastung betroffen ist, sind diese Mittel bei der Candida-Behandlung nützlich, weil auch andere freiwerdende Substanzen durch sie aufgefangen werden.

Energieräuber Candida

Eine Candidainfektion ist eine Erkrankung mit vielen Gesichtern und verändert die Symptome wie ein Chamäleon. Obwohl sich die Symptome bei jedem Menschen anders äußern, haben fast alle Betroffenen eines gemeinsam: sie leiden unter einer extremen Energieeinschränkung – und sie wissen nicht, warum.

Der Candida ist ein Kraftträuber, er nimmt Lebensenergie, führt sehr oft zu Müdigkeitsattacken, Erschöpfung und sehr häufig auch zu chronischer Müdigkeit. Geradezu charakteristisch ist Müdigkeit nach kohlenhydrathaltigen Mahlzeiten.

Betroffene laufen oft viele Jahre von einem Therapeuten zum nächsten, ohne dass die Ursache für die Energielosigkeit gefunden wird. Meist sind es Zufälle, die dann zur Diagnose führen und nicht selten erst nach einem jahrelangen Leben wie in einem Tunnel wieder Licht am Ende der Strecke aufzeigen.

Aber warum schafft es der Candida, die Energie von seinem Wirt abzugreifen? Hierfür liegen mehrere Gründe vor.

Da sind zunächst die Nahrungsmittel, die der Pilz für sich verwertet, anstatt die Nährstoffe seinem Wirt zu überlassen. Da der Candida im Darm sitzt, kann er die relevanten Nährstoffe aus der Nahrung abgreifen, noch bevor sie vom Darm überhaupt assimiliert werden, um den Organismus zu versorgen.

Besonders nach sehr zuckerhaltigen Mahlzeiten, sowie Alkohol und Weizenprodukten tritt eine extreme Müdigkeit ein. Da sich der Candida hauptsächlich von diesen Nahrungsmitteln ernährt, greift er gerade nach einer derartigen Mahlzeit die für ihn lebenswichtigen Nährstoffe ab und nutzt diese Steilvorlage, sich zu behaupten und explosionsartig zu vermehren.

Besteht eine Candida-Infektion, so kann man diese häufig an genau dieser Körperreaktion erkennen. Dabei ist die Müdigkeit nach einer pilzfreundlichen Mahlzeit so intensiv und extrem ausgeprägt, dass sie nichts mehr mit einem kleinen Mittagstief gemeinsam hat. Man ist wie erschlagen, kann kaum noch geradeaus denken und der Kopf fühlt sich an wie in Watte gepackt, was auch als „brainfog" bekannt ist. Dabei werden die Augen schwer, man kann sich nicht mehr konzentrieren und die Erledigung von einfachsten Dingen wird zur riesigen Herausforderung.

Da hilft auch kein Urlaub, kein anderer Job, weniger Arbeit oder ein Spaziergang nach dem Essen. Solange der Candida sein Unwesen treibt, ist nicht mit einer Änderung zu rechnen.

Der Kampf wird täglich aufs Neue geführt, Stunden, in denen man wie zerschlagen ist und vor lauter Energielosigkeit nicht weiß, wie man den Alltag bewältigen soll. Der Leidensdruck, den die Müdigkeit und Kraftlosigkeit aufgrund einer Candida-Infektion ausübt, kann bei einigen Betroffenen sehr ernste Ausmaße annehmen. Besonders Personen, bei denen der Pilz bis zu einer chronischen Müdigkeit (CFS) führt, sind aufgrund ihrer extremen Erschöpfung in der Regel nicht mehr arbeitsfähig.

Leider bringen dabei auch die verschiedensten Therapien nur kurze Momente der Glückseligkeit oder auch nur kleine Momente des Hoffnungsschimmers. Die beste Therapie wird nicht greifen, wenn sie am Thema vorbei läuft.

Das heißt, wenn der Candida nicht entsprechend behandelt wird, bleibt alles andere ein Kampf gegen Windmühlen. Doch wird schließlich eine wirkungsvolle Antipilztherapie durchgeführt, ist es immer wieder erstaunlich, wie schnell sich gerade der Energiepegel erholt. Meistens ist schon nach wenigen Tagen zu spüren, dass die Kraft zunimmt, die bleierne Müdigkeit weniger wird und sogar die Gier auf Süßigkeiten immer mehr in der Versenkung verschwindet.

Symptome einer Candida-Infektion

Durch Mykosen ausgelöste Symptome sind so vielfältig, dass sie den Patienten und Arzt oft völlig in die Irre führen.

Obwohl die Mykologie der älteste Wissensbereich innerhalb der Mikrobiologie ist, brauchte man viele Jahre, um den verschiedenen Auswirkungen der Pilze auf die Spur zu kommen. So ist die Erkenntnis, dass unterschiedliche Pilze gleiche Symptome verursachen, und gleiche Pilze zu verschiedenen Symptomen führen können, noch nicht sehr alt und scheint im Praxisalltag leider noch immer nicht angekommen zu sein.

Die Liste von möglichen Symptomen aufgrund einer Mykose und insbesondere einer Candida-Infektion ist sehr lang. Oft ist es ein ganzer „Symptomcocktail", der den Verdacht auf eine Hefepilzbesiedelung lenkt.

Umweltmediziner, die sich intensiv mit Mykosen und Schwermetallen beschäftigen, stellen fest, dass viele Symptome einer Candida-Infektionen mit denen einer chronischen Schwermetallvergiftung identisch sind. Lesen Sie hierzu auch das Kapitel „Schwermetalle als Ursache von Candida".

Der Candida ist wie ein Chamäleon und zeigt sich mit vielschichtigen Symptomen, häufig sogar symptomlos oder mit derart unspezifischen Anzeichen, dass man auf den ersten Blick keine Pilzinfektion dahinter vermutet.

Da sich der Candida im Verdauungstrakt oder auf der menschlichen Haut und Schleimhaut ansiedelt, treten vorrangig Verdauungsprobleme auf wie Blähungen, Völlegefühl, kolikartige Bauchkrämpfe, Verstopfung, Durchfall, sich abwechselnde Stuhlkonsistenzen (mal hart und fest, matschig oder breiig) sowie Hautekzeme, Haarschuppen, Haarausfall, Schuppenflechte, Neurodermitis, Scheideninfektionen, chronische Nebenhöhlenentzündungen, Mundschleimhautentzündungen, unreine Haut und Akne.

Da auch der Darm mit einer Schleimhaut ausgestattet ist, können hier Beschwerden und Erkrankungen begünstigt werden wie Colitis Ulcerosa, Morbus Crohn, Reizdarm und Nahrungsmittel-allergien und -unverträglichkeiten.
Doch auch Beeinträchtigungen, die weder mit Haut oder Verdauungstrakt direkt in Verbindung stehen, sind möglich wie Schwächegefühl, depressive Verstimmungen, Vergesslichkeit, Gelenkschmerzen, Angstgefühle, bleierne Müdigkeit und Gehirnnebel.

Doch damit nicht genug, denn auch das endokrine System kann betroffen sein, sodass der Hormonhaushalt aus den Fugen gerät und/oder der Blutzuckerspiegel starken Schwankungen ausgesetzt ist. Wenn man beispielsweise häufig von einem niedrigen Blutzuckerspiegel betroffen ist oder trotz einer Mahlzeit immer noch ein starkes Hungergefühl auftritt, sollte man auch an einen möglichen Candida denken.

Wird ab einer bestimmten Phase immer noch nicht eingeschritten und keine Antipilzbehandlungen ergriffen, können sich in einer späten, aber zunehmend gefährlichen Phase die Hefen auf andere Organe ausbreiten. Hiervon können die Lunge, Augen, Blase, Nieren und Herzklappen betroffen sein, was zu ernsthaften Erkrankungen führen kann. Diese Symptome werden leider häufig gar nicht in Zusammenhang mit einem Pilzbefall gebracht, so dass ihre Ursache viel zu oft übersehen wird.

Überhaupt ist die Diagnose einer Candida-Infektion für Therapeuten oft schwierig. Sie erfordert daher viel Erfahrung und pragmatisches Vorgehen. Insbesondere bei Symptomen wie Blähungen, Verdauungsproblemen, ständiger Müdigkeit und Heißhungerattacken auf Süßigkeiten sollte an eine mögliche Candida-Infektion gedacht werden.

Besonders wichtig ist dies, wenn bekannte Risikofaktoren vorliegen wie beispielsweise eine vorausgegangene Antibiotika- oder Cortisoneinnahme, eine Chemobehandlung oder Amalgam in Zahnfüllungen.

Natürlich sollte man den Candida nicht unter Generalverdacht stellen, denn nicht jedes Symptom ist auf ihn zurückzuführen. Aber das Thema völlig außer Acht zu lassen, ist fahrlässig. Im Übrigen ist es auch immer wieder erstaunlich, wie schnell und nachhaltig diverse Symptome nachlassen, sobald eine effektive Candida-Therapie erfolgt.

Akne

Akne ist eine Erkrankung der Haut, die man vornehmlich mit jugendlichem Alter und Hormonumstellungen in Verbindung bringt. Vielfach treffen diese Zusammenhänge auch zu, aber eben nicht auf alle Patienten. Es gibt viele Gründe, warum eine Akne entsteht, neben Hormonen sind es häufig auch Reaktionen auf unverträgliche Lebensmittel, Tabakkonsum, Umweltschadstoffe oder Stress. Desweiteren gibt es eine große Anzahl an Lebensmitteln, denen eine Akneentstehung zugeschrieben wird, etwa Milchprodukte und einfach zu verwertende Kohlenhydrate.

Akne-Betroffene, die schon diverse Therapiemaßnahmen und Ernährungsumstellungen ergriffen haben, ohne dass sich der erhoffte Erfolg eingestellt hat, aber auch Personen, die das jugendliche Alter schon längst hinter sich gelassen haben und noch immer oder schon wieder von den lästigen Entzündungen im Gesicht und auf dem Rücken heimgesucht werden, sollten „über den Tellerrand hinaus schauen".

Denn was vielfach nicht bedacht wird, ist die Tatsache, dass Akne auch durch eine Candida-Infektion ausgelöst werden kann. Dieser Zusammenhang ist nicht sehr bekannt und wird im Praxisalltag leider nur selten berücksichtigt. Manch einer wäre froh, diese Information zu erhalten, wenn er damit endlich sein lästiges Pickelthema in den Griff bekommen könnte.

Gerade für diejenigen, die schon zahlreiche verschiedene Therapien ausprobiert haben und längst verzweifelt sind, sich ohne Make up nicht mehr unter Menschen trauen und der Akne inzwischen rat- und hilflos ausgeliefert sind, kann eine Untersuchung hinsichtlich einer Candida-Infektion die lang ersehnte Erlösung aus der Pickelmisere bedeuten. In Betracht kommen hier nicht nur Jugendliche, sondern auch Erwachsene, die von einer sogenannten Spätakne betroffen sind.

Besonders wenn weitere Auffälligkeiten wie Magen- und Darmprobleme oder Müdigkeit nach kohlenhydrathaltigen Lebensmitteln bestehen, oder wenn in der Vergangenheit eine Antibiotika- oder Cortisonbehandlung stattfand, sollte das Thema Candida unbedingt abgeklärt werden. Bestätigt sich eine Candida-Infektion, und können weitere Auslöser ausgeschlossen werden, verschwinden die Pickel in der Regel allein durch eine umfassende Candida-Therapie.

Blähbauch

Meistens ist der Blähbauch das erste auffällige Candida-Symptom. Kaum hat man eine Mahlzeit beendet, wölbt sich der Bauch nach vorn, spannt sich wie ein Luftballon und lässt eine eigentlich passende Hosengröße schnell zu klein werden.

Für den Candida typisch ist das Auftreten des Blähbauches nach kohlenhydratreichen Nahrungsmitteln wie Süßigkeiten, Alkohol und Weißmehlprodukten. Dies geschieht, indem der Candida die Kohlenhydrate vergärt und Fuselalkohole und Gase entstehen.

Bei einer rein eiweißhaltigen Mahlzeit bleibt dieser Mechanismus aus, der Bauch bleibt flach, die Hose passt.

Aufgrund der Affinität des Candidas zu Kohlenhydraten kann eine Provokationsdiät auch als Diagnose herhalten. Dies ist besonders dann von Interesse, wenn der Verdacht auf eine Candida-Infektion besteht, aber Stuhlproben keinen Befund hervorbringen. Verzehrt man also beispielsweise einen Tag lang ausschließlich eiweißhaltige Lebensmittel und bleiben die sonst allgegenwärtigen Blähungen aus, so kann das ein deutlicher Hinweis auf den Candida sein!

Infektanfälligkeit

Fühlen Sie sich von ständigen Erkältungen oder Infektionen geplagt oder gehören Sie zu denjenigen, die sich bei jeder Gelegenheit anstecken? Oder werden Sie Ihre Erkältung nie richtig los?

Auch eine verstärkte Infektanfälligkeit kann in Verbindung mit Candida stehen. Wenn dieser ungehindert sein Unwesen treiben kann, führt dies unweigerlich zu einer eingeschränkten Leistungsfähigkeit des Immunsystems. Hinzukommt, dass gesundheitsfördernde und immunmodulierende Darmbakterien durch den Hefepilz verdrängt werden und einer krankmachenden Fehlbesiedelung Tür und Tor geöffnet wird, die ebenso zu einer Schwächung des Immunsystems führt.

Als wäre das nicht schon genug, führen Hefepilze zu einer stetigen Reizung der Darmschleimhaut. Infolgedessen werden die als Schutzbarrieren fungierenden Schleimhäute durchlässig und können den Organismus nicht mehr ausreichend vor unerwünschten Eindringlingen schützen.

Gelenk- und Muskelschmerzen

Dass auch Gelenk- und Muskelschmerzen in Verbindung mit einer Pilzinfektion stehen, wird im Praxisalltag kaum bedacht. Es wird vermutet, dass die Schmerzen durch Ablagerungen der Pilz-Stoffwechselprodukte hervorgerufen werden.

So haben sich schon so manch vermeintliche Gicht-Diagnose und rheumaähnliche Gelenkbeschwerden im Nachhinein als Pilzinfektion geoutet.

Haut- und Haarprobleme

Haut und Darm sind eng miteinander verbunden, sodass Haut- und Haarerkrankungen häufig einen Rückschluss auf einen erkrankten Darm zulassen. Dies kann starkes Schwitzen sein, aber auch Dermatosen, Haut- und Schleimhautmykosen, Akne, Psoriasis, Ekzeme und ganz besonders Neurodermitis sind oftmals ein deutlicher Hinweis auf Darmstörungen.

Diffuser Haarausfall und Kopfschuppen sind ebenfalls sehr häufig mit einer Darmmykose verbunden. Man geht davon aus, dass 80 % aller Menschen mit Kopfschuppen von einer Pilzinfektion der Kopfhaut betroffen sind. Spätestens wenn alle bislang ergriffenen Therapiemaßnahmen keinen erwünschten Erfolg gebracht haben, sollte man nach einer möglichen Candida-Infektion Ausschau halten.

Da die Entgiftungsorgane Darm, Leber und Nieren die Ausleitung der Gift- und Schadstoffe nicht mehr bewältigen können, versucht der überlastete Darm diese über die Haut auszuscheiden. Eine ganzheitliche Behandlung von Hauterkrankungen beinhaltet somit eine umfassende Darmsanierung einschließlich Pilzbeseitigung.

Während einige Therapeuten eine Pilzinfektion bei Kopfschuppen in ihre Diagnostik einbeziehen, erfolgt dies bei Haarausfall hingegen fast nie. Da wird allzu schnell bagatellisiert und die sich täglich ausdünnende Haarpracht auf Gene und fortgeschrittenes Alter zurückgeführt. Besonders für Frauen ist Haarausfall ein riesengroßes Problem und bedeutet große Strapazen für die Seele.

Liegen keine anderen Ursachen zugrunde und bestätigt sich der Verdacht auf Candida, sodass eine umfangreiche Therapie erfolgt, dann verbessern sich in diesen Fällen Haut und Haar oft ganz ohne weitere Maßnahmen. Die Kopfschuppen verschwinden dabei oft in Windeseile, der Haarausfall kann häufig schon nach wenigen Tagen spürbar gebessert werden, und neue Haare wachsen nach.

Schnell sind dann all die vergeblichen Therapieversuche vergessen, die man in seiner großen Not des jahrelangen Haarausfalls hat über sich ergehen lassen. Und auch das viele liebe Geld, das man nutzlos in die Kassen von profitgierigen Anbietern zweifelhafter Haarausfalltinkturen gespült hat, hakt man dann um einiges leichter ab.

Heißhunger auf Kohlenhydrate

Ein geschulter Therapeut erahnt allein schon an bestimmten Essgewohnheiten eine mögliche Candida-Infektion. Denn als eines der typischsten Symptome gilt Heißhunger auf Süßigkeiten und stärkehaltige Lebensmittel. Dies sind leicht verwertbare Kohlenhydrate und somit die wichtigsten Nahrungsquellen für Hefepilze.

Wird dem Heißhunger nachgegeben, lässt die Quittung nie lange auf sich warten. Wie auf Knopfdruck stellt sich unmittelbar nach der kohlenhydrathaltigen Mahlzeit eine bleierne Müdigkeit ein. Auch Bauchschmerzen, Durchfall und Blähungen resultieren hieraus. Hinzukommt häufig eine deutliche Unterzuckerung, obwohl kein Diabetes vorliegt.

Wird versucht, dem Heißhunger mit zuckerfreien Nahrungsmitteln zu begegnen, hilft dies häufig nur bedingt, die Gier nach Kohlenhydraten und Zucker zu besiegen. Erst wenn tatsächlich schnell verwertbare Kohlenhydrate gegessen werden, lässt der Heißhunger endgültig nach. Gehört dieser Mechanismus irgendwann zum Alltag, bleibt das leider nicht ohne Folgen für das Körpergewicht, das unweigerlich immer weiter nach oben schnellt.
Die mitunter mehrmals täglich auftretenden Unterzuckerungen (Hypoglykämien) sorgen zudem nicht nur für ein ständiges Hungergefühl, sondern auch zu starker Müdigkeit, Konzentrationsschwäche, Sehstörungen bis hin zu Muskelzittern und Reizbarkeit.

Wichtig: Hypoglykämien entstehen nicht immer aufgrund eines Diabetes, sondern häufig aufgrund einer Candida-Infektion! Allerdings treten Unterzuckerungen und Heißhunger auf Süßigkeiten nicht bei jedem Betroffenen auf. So bedeutet ein Ausbleiben von Heißhunger auf Süßigkeiten und stärkehaltige Nahrungsmittel nicht zwangsläufig, dass keine Candida-Infektion vorliegt.

Kurzatmigkeit und Herzbeschwerden

Auf den ersten Blick mag es verwundern, dass Kurzatmigkeit und Herzbeschwerden in Verbindung mit Candida stehen können. Doch wenn man sich vorstellt, dass sich der Darm aufgrund von Gärungsprozessen mit Gasen füllt und damit das Zwerchfell nach oben drückt, ist nachvollziehbar, dass Organe wie Herz und Lunge in räumliche Bedrängnis geraten, infolgedessen es zu Kurzatmigkeit und Herzproblemen kommen kann.

Erhöhte Leber- und/oder Cholesterinwerte

Erhöhte Leberwerte werden in der Regel auf zu starken Alkoholgenuss zurückgeführt. Kommt es bei Personen ohne Alkoholkonsum zu auffallenden Leberwerten, dann werden diese ungläubig beäugt, ob da nicht doch so manches Mal heimlich getrunken werde.

Dass erhöhte Leberwerte auch auf eine andere Ursache, nämlich eine Hefepilzinfektion zurückgeführt werden kann, wird dabei nicht in Betracht gezogen. Dabei ist das gar nicht so selten.

Durch den Candida entstehen im Darm Gärungsprozesse, deren Endprodukte, die Fuselalkohole, nicht nur für Gehirnnebel verantwortlich sein können, sondern auch für schlechte Leberwerte. Und je länger dieser Zustand andauert und nicht behandelt wird, umso größer wird die Belastung für die Leber. Das ist wie bei einem langjährigen Alkoholiker, dessen Leberwerte sich auch im Laufe der Jahre stetig verschlechtern.
Ist die Leber nicht mehr voll funktionstüchtig, kann sich dies auf den Cholesterinhaushalt auswirken und zu hohe Cholesterinwerte verursachen. Somit kann eine erfolgreiche Candida-Behandlung nicht nur Leberwerte normalisieren, sondern auch Cholesterinwerte.

Mundgeruch

Mundgeruch ist nicht nur lästig, sondern äußerst unangenehm und führt auf Dauer womöglich in die soziale Isolation. Mitmenschen wissen nicht, wie sie auf den schlechten Atem reagieren sollen, die Betroffenen selbst ahnen nichts von ihrem Übel. Doch sobald derjenige seinen Mund aufmacht, gehen die Mitmenschen auf Abstand, treten einige Meter zurück oder brechen das Gespräch komplett ab.

Dabei müsste all das gar nicht sein, denn es kann in vielen Fällen sehr einfach sein, den Mundgeruch zu beseitigen. Voraussetzung dafür jedoch ist immer, die Ursache herauszufinden. Am häufigsten wird hierfür mangelnde Mundhygiene genannt, aber auch zu wenig Flüssigkeitszufuhr, übermäßiger Alkohol- und Tabakkonsum und ungünstige Ernährungsgewohnheiten können ursächlich für Mundgeruch sein.
Desweiteren kann Mundgeruch aber auch ein wichtiger Hinweis auf eine ernsthafte Erkrankung wie Diabetes und Parodontitis sein. Gerade bei der

Erkrankung des Zahnhalteapparates, die mit tückischen Zahntaschen im Zahnfleisch einhergeht, erhalten die für Mundgeruch verantwortlichen Bakterien ideale Brutstätten. Außerdem bieten auch kariöse Zähne sowie Prothesen und Brücken ein beliebtes Reservoir für Bakterien und Co.

Dass Mundgeruch auch durch eine Candida-Infektion ausgelöst werden kann, ist zum Leidwesen der Betroffenen nur wenig bekannt. Häufig sind das diejenigen, die schon zig vergebliche Versuche unternommen haben, sich dauerhaft vom schlechten Atem zu befreien, aber das Thema Pilze nicht einbezogen wurde.

Mundgeruch in Verbindung mit Candida tritt häufig dann auf, wenn Mundsoor vorliegt. Jedoch ist dies keine Voraussetzung, auch ohne die mit bloßem Auge erkennbaren weißen Beläge im Mundraum kann der Candida ursächlich an der Entstehung von Mundgeruch beteiligt sein.

Möglich wird dies, indem Hefepilze beim Verzehr von kohlenhydrathaltigen Lebensmitteln zu Gärungsprozessen führen. Diese wiederum produzieren wie in einer Art Brauerei diverse Substanzen einschließlich Ethanol, Schwefelwasserstoff, Acetaldehyd sowie weitere Gase und Toxine. So ist es nicht verwunderlich, dass Betroffene besonders dann von Mundgeruch betroffen sind, wenn sie gleichzeitig Gärungen und Blähungen verspüren.

Linderung zeigt sich hier oftmals schon nach wenigen Tagen, wenn die Ernährung auf Low carb umgestellt wird. Um den candidainduzierten Mundgeruch jedoch dauerhaft zu vertreiben, ist eine umfassende Candida-Behandlung unumgänglich.

Mundsoor

Wenn es ein besonders typisches Candida-Symptom gibt, dann ist es der Mundsoor, der auch als orale Candidose bezeichnet wird. Meistens sind die Schleimhäute beim Mundsoor stark gerötet und mit weißen Belägen behaftet. Besonders nach einer Chemotherapie oder Antibiotikaeinnahme, sowie bei sehr vielen Zahnprothesenträgern entwickelt sich Mundsoor.

Obwohl Mundsoor als typisches Candida-Symptom gilt, bedeutet es nicht, dass jeder Pilzinfizierte diesen erleidet. Also wer keinen sichtbaren Mundsoor aufweist, sollte sich nicht in falscher Sicherheit wiegen nach dem Motto „keine weiß belegte Zunge – also kein Candida". Denn Pilze können sich auch im Rachenbereich, in Zahntaschen, kariösen Zähnen und Zahnprothesen sowie Brücken aufhalten. Außerdem ist nicht zwingend ein weißer Belag erforderlich, um von Mundsoor betroffen zu sein.

Zudem ist zu berücksichtigen, dass Mundsoor in unterschiedlichen Formen auftreten kann, sodass sich verschiedene Anzeichen ergeben. Während der weiße und abwischbare Zungenbelag bei der pseudomembranösen Candidose auftritt, zeigt sich dieser bei der hyperplastischen Candidose als festklebend. Dieser wird begrenzt durch rote Ränder auf der Zunge und Schleimhaut. Schließlich gibt es noch eine akute erythematose Candidose, die gänzlich ohne Belag auskommt und sich stattdessen durch eine stark gerötete Schleimhaut zeigt.

Um Mundsoor festzustellen, ist ein Abstrich das Mittel der Wahl. Probenentnahmen erfolgen dort in der Mundhöhle, wo am wahrscheinlichsten ein Mundsoor anzutreffen ist.

Beim Vorhandensein von weißen Belägen werden hiervon Abstriche genommen, gegebenenfalls sollte dies auch bei Zahnprothesen erfolgen. Um die genaue Erregerart identifizieren zu können, wird nicht nur mikroskopisch untersucht, sondern auch anhand einer Pilzkultur, die auf der Basis des Abstriches angezüchtet wird. Wie Mundsoor effektiv behandelt wird, erfahren Sie in dem Kapitel „Mundbehandlung".

Nahrungsmittelintoleranzen

Nahrungsmittlintoleranzen haben sich in den letzten 20 Jahren wie eine Epidemie ausgebreitet. Dass häufig eine Pilzinfektion der (Mit-)Auslöser ist, wird leider viel zu wenig im Praxisalltag berücksichtigt.

Möglich werden die Unverträglichkeiten auf Nahrungsmittel insbesondere dadurch, dass Candida-Pilze die Durchlässigkeit der Darmschleimhaut vorantreiben. Als Folge gelangen unvollständig verdaute Nahrungsbestandteile in die Blutbahn, die dort nicht hingehören und vom Immunsystem wie Fremdkörper attackiert werden und vielfältige körperliche Symptome auslösen.

Weitere Informationen finden Sie in dem Kapitel „Nahrungsmittelintoleranzen – oft verkannt anstatt verbannt" und in dem Buch „Leaky Gut –

der durchlässige Darm", erhältlich auf der Verlags-Webseite (www.Bloch-Verlag.de).

Scheidenpilz (Vaginapilz)

Scheidenpilze haben sich zu einer nicht mehr zu übersehenden Epidemie ausgebreitet und sind in vielen gynäkologischen Praxen zum Alltagsthema geworden. In den USA geht man davon aus, dass dort ca. 75% aller Frauen mindestens einmal im Leben einen Vaginapilz bekommen.

Die Infektion äußert sich durch Jucken oder Brennen und ggf. eine feuerrote Haut mit einem weißen Belag. Manche Frauen bemerken die Infektion erst, wenn ein cottagecheeseähnlicher Ausfluss oder fischiger Geruch auftritt. Es gibt aber auch Betroffene, die die Infektion gar nicht bemerken oder auftretende Symptome anderen vermeintlichen Auslösern zuordnen. In vielen Fällen geht dem Scheidenpilz eine Antibiotikaeinnahme voraus, weshalb gerade in den Wintermonaten, wenn Erkältungen und Grippen besonders häufig zuschlagen, Scheidenpilze Hochsaison haben.

Antibiotika führen nämlich nicht nur im Darm, sondern auch bei der Scheidenflora zu einer Zerstörung von guten und weniger guten Bakterien, wodurch dem Candida Tür und Tor sperrangelweit geöffnet werden. Dies ist möglich, indem die in der Scheidenflora angesiedelten Milchsäurebakterien ihre Schutzfunktion nicht mehr aufrecht erhalten können. Zudem bewirken Antibiotika einen Anstieg des pH-Wertes des Scheidenmilieus, was ein weiterer Faktor ist, der die Entstehung von Pilzen begünstigt.

Typische Symptome eines Scheidenpilzes lassen dann nicht lange auf sich warten und äußern sich durch Brennen, Jucken und fischartig riechenden Ausfluss.

Auffällig ist, dass inzwischen viele junge Mädchen von Scheidenpilzen betroffen sind. Das ist logisch, wenn man weiß, dass die Pilze bei ihnen fantastische Voraussetzungen vorfinden. Einerseits schlucken junge Mädchen häufig schon bei jeder noch so kleinen Infektion leichtfertig Antibiotika, andererseits nehmen viele von ihnen die Pille. Diese Kombination begünstigt nicht nur die Entstehung einer Hefepilzinfektion, sondern bietet ihr geradezu eine Steilvorlage.
Östrogenhaltige Präparate, die Pille und hormonelle Veränderungen während Schwangerschaft und Wechseljahren tragen maßgeblich dazu bei, dass sich

der Candida ungehindert ausbreiten kann. Wie man eine Scheidenpilz-Infektion erfolgreich behandeln kann, lesen Sie in dem Kapitel „Scheidenpilz-Therapie".

Verdauungsprobleme

Verdauungsprobleme sind ein zentrales Problem bei einer Pilzinfektion. Der Verdauungsprozess ist sehr komplex und nicht nur von bestimmten Enzymen und Magensäure abhängig, sondern auch von den im Darm lebenden Bakterien.

Ist die Bakterienflora des Darms in Schieflage geraten (Dysbakterie), wie es beim Candida in der Regel der Fall ist, so kann die Verdauung nicht mehr problemlos vonstattengehen. Häufige Durchfälle und Verstopfung wechseln sich ab. Dazwischen ist der Stuhl schmierig, breiig und riecht sehr unangenehm.

Eine intakte Darmflora erkennt man an einer regelmäßigen Verdauung, die rückstandsfrei und ohne auffallende Gerüche stattfindet.

Verstopfung

Verstopfung ist ein weit verbreitetes Problem bei Erwachsenen und scheint mit zunehmendem Alter vermehrt aufzutreten. Wenn Verstopfungen chronisch werden, und diese nicht auf eine ballaststoffarme Ernährung zurückzuführen sind, ist dies häufig ein Hinweis auf eine Darmflorastörung, die mit einem Candida einhergeht.

Chronische Verstopfungen sollten nicht auf die leichte Schulter genommen werden, denn sie bilden die Grundlage für eine Selbstvergiftung (Intoxikation) des Körpers. Indem der Nahrungsbrei viel zu lange im Darm verbleibt, entstehen Gärungs- und Fäulnisprozesse, die Toxine produzieren und zu Belastungen des gesamten Organismus und insbesondere der Leber führen.

Viele Betroffene greifen der Bequemlichkeit halber regelmäßig zu Abführmitteln, doch hiervor kann nur gewarnt werden. Einerseits wäre dies nur eine symptomorientierte Behandlung, die keine Ursachenbeseitigung ermöglicht, andererseits führt langfristiger Abführmittelmissbrauch zu einer Verschlechterung der Gesamtsituation, da die Darmflora zunehmend Schaden nimmt.

Belegte Zunge

So wie der Mundsoor, so ist auch eine weiß belegte Zunge ein geradezu klassisches Anzeichen einer Candida-Infektion.

Wer den Verdacht hat, von einem Candida betroffen zu sein, kann sich ein erstes Bild machen, indem er seine Zunge im Spiegel betrachtet. Ist die Zunge besonders im hinteren Bereich mit einer weißen Schicht überzogen, dann ist die Wahrscheinlichkeit groß, dass eine Candida-Infektion vorliegt.

Wie beim Mundsoor, so gilt auch bei einer belegten Zunge, dass auch hiervon nicht jeder betroffen ist. Also wer keine belegte Zunge aufweist, sollte sich nicht in falscher Sicherheit wiegen, dass er keinen Candida hätte.

Symptome im Überblick von A-Z

Magen und Darm:

Aufstoßen
Bauchschmerzen
Bauchkrämpfe
Blähungen
Colitis Ulcerosa
Durchfall
Hämorrhoiden
Juckreiz im Analbereich
Koliken
Morbus Crohn
Mundgeruch
Reizdarm
Schleim im Stuhl
Sodbrennen

Übelkeit
Verstopfung
Völlegefühl

Haut und Haare:

Afterekzeme
Akne
Brennen befallener Hautregionen (auch Vagina)
Ekzeme
Fußpilz
Haarausfall
Hautpilze
Juckreiz befallener Hautregionen (auch Vagina)
Kontaktallergien (Gürtelschnallen, Modeschmuck etc.)
Nagelpilz
Neurodermitis
Psoriasis
Schuppen
Unreine Haut
Vaginalmykosen

Seelische Beschwerden:

Depressionen
Ängste
Apathie
Gehirnnebel
Konzentrationsstörungen
Nervosität
Reizbarkeit
Stimmungsschwankungen

Allgemeine Gesundheit:

Abgeschlagenheit
Allgemeine Schwäche
Arthritis
Asthma

Augenschmerzen
Blasenentzündungen
Bronchitis
Chemikalienempfindlichkeit
Chronischer Husten
Entzündungen von Mandeln, Vagina, Prostata
Erkältungen
Erschöpfungszustand
Gelenkschmerzen
Gelenkschwellungen
Geruchsempfindlichkeit
Gewichtsprobleme wie Über- und Untergewicht
Heißhunger auf Süßigkeiten und Stärkeprodukte
Herzrhythmusstörungen
Heuschnupfen
Infektanfälligkeit
Körpergeruch
Koordinationsprobleme
Kopfschmerzen
Kribbeln in Armen und Beinen
Nahrungsmittelallergien
Nahrungsmittelunverträglichkeiten
Niesanfälle
Müdigkeit, auch chronische
Muskelschmerzen
Nebenhöhlenentzündungen
Parodontose
Schlafstörungen
Schwindel
Schwitzen
Sinusitis
Tagesmüdigkeit, auch chronisch
Tränende Augen
Weichteilrheuma
Zittern

Auto-Brewery-Syndrom - eine „Brauerei" im eigenen Bauch

Berauscht von Kohlenhydraten. Diese Schlagzeile klingt im ersten Moment unglaublich, ist aber Realität. In den Medien liest man immer häufiger von Fällen, bei denen ein hoher Alkoholgehalt im Blut nachgewiesen werden konnte, obwohl die betroffenen Personen keinen Tropfen Alkohol zu sich genommen hatten. Derartige Umstände, dass Personen ohne Alkoholkonsum wie betrunken durch die Welt wandeln, werden gerne mit einem Augenzwinkern beschrieben oder aber die Betroffenen werden einer heimlichen Alkoholsucht bezichtigt. Tatsächlich jedoch verbirgt sich dahinter ein gesundheitlicher Zustand, der auf nichts anderes als eine Pilzinfektion zurückzuführen ist!

Bezeichnet wird dieses Syndrom als „Auto-Brewery-Syndrom" bzw. „Eigen-Brauerei-Syndrom" und ist inzwischen durch wissenschaftliche Studien belegt. Demnach beeinträchtigt eine ungünstige Ernährung mit vielen Kohlenhydraten (Nudeln, Obst, Süßigkeiten) oder eine Behandlung mit Antibiotika die essentiellen Darmbakterien sowie die Harmonie der Darmflora negativ.

Hierdurch werden im Darm Pilzwachstum und Gärprozesse eingeleitet, bei denen Kohlenhydrate in Alkohol umgewandelt werden, der unverzüglich ins Blut gelangt. Je nach Ausprägung der Pilze kann dies bis zu 1 Liter Alkohol pro Tag ausmachen! Dies schädigt nicht nur die Leber, sondern führt zu einem erhöhten Alkoholwert im Blut, was bei den Betroffenen einen unfreiwilligen Alkoholrausch auslöst.

Die Symptome des „Eigen-Brauerei-Syndroms" weisen deutliche Parallelen zu einem „richtigen" Alkoholrausch auf. Den Betroffenen wird übel, sie beginnen, sich seltsam zu bewegen, zu verhalten oder zu artikulieren. Aufgrund dieses Tatsachenbestandes wird die Erkrankung häufig falsch behandelt. Sogar vereinzelte Fälle sind bekannt, bei denen bei Verkehrskontrollen aufgrund erhöhter Alkoholwerte im Blut der Führerschein eingezogen wurde. Für Patienten kann das „Eigen-Brauerei-Syndrom" also ein nicht nur peinliches, sondern auch gefährliches Martyrium bedeuten.

Ab jetzt haben die „Braumeister" ihre Ernährung umzustellen und auf kohlenhydratelastige Kost zu verzichten. Darüber hinaus werden ihnen Medikamente verschrieben, welche die Mikrobiologie im Darm rehabilitieren. Auch eine Behandlung mit Probiotika ist möglich. Die Lösung des Problems besteht also in nichts anderem als einer umfassenden Pilzbehandlung, wie sie in diesem Buch ausführlich beschrieben wird.

Die Darmflora

Ob ein Mensch durch eine Hefepilz-Übertragung letztendlich erkrankt oder nicht, hängt von verschiedenen Faktoren ab. Von entscheidender Bedeutung ist hier der Status des Immunsystems. Ist dieses gut aufgestellt, kann es die Infektion wirksam abwehren.

Nicht weniger bedeutsam ist der Zustand der Darmflora. Damit Hefepilze im Darm in Schach gehalten werden können, ist eine ausreichende Menge an gesundheitsfördernden Darmbakterien erforderlich. Je besser die Darmflora aufgestellt ist, umso größer die Chancen, dem Candida die lange Nase zu zeigen.

Als Darmflora wird die Gesamtheit der im Darm lebenden Kleinstlebewesen (Mikroorganismen) bezeichnet. In einem gesunden Darm leben ca. 100 Billionen Bakterien, die mehr als 400 verschiedenen Arten angehören und in gesundheitsschädigende, fäulnisbildende Bakterien (Kolibakterien, Fäulnisflora) und darmfreundliche Bakterien (Probiotika, Säuerungsflora) eingeteilt werden.

Obwohl die mikrobiologische Darmflora schon Ende des 19. Jahrhundert bekannt war, wurde ihre eigentliche Bedeutung erst vor wenigen Jahrzehnten entdeckt. Anfangs wurde das Vorhandensein von Darmbakterien zunächst für einen krankhaften Zustand gehalten. Aber das Bild änderte sich bald, als man feststellte, dass der Mensch für seine Gesundheit eine Darmflora benötigt. Gerade in den vergangenen 5 Jahren haben sich zu diesem Thema viele neue wissenschaftliche Erkenntnisse ergeben, sodass es keinen Zweifel mehr daran gibt, dass eine gesunde Darmflora für den gesamten Organismus unverzichtbar ist.

Schon Prof. Otto Warburg wies vor 70 Jahren darauf hin, dass durch einen gestörten Darmstoffwechsel die Entstehung und Ausbreitung von Krebszellen begünstigt wird. Prof. Otto Warburg war zu seiner Zeit ein hoch angesehener Wissenschaftler, der 1931 als Nobelpreisträger bekannt wurde.

Der Darm wird durch nützliche Bakterien gesund gehalten, indem diese unter anderem für die Immunabwehr sorgen und eine natürliche Schranke gegen

das Eindringen oder überwuchernde Verhalten von unerwünschten Mikroorganismen wie z. B. Hefepilzen bilden. Da jeder Bakterienstamm eigene Aufgaben im Darm übernimmt, ist es wichtig, dass möglichst viele verschiedene gesunde Keime anwesend sind.
Sie alle leben in einer gut aufeinander abgestimmten Symbiose und bilden damit die Voraussetzung für eine umfassende Gesundheit.

Allerdings nehmen durch den heutigen Lebensstil, der geprägt ist durch viel Stress, denaturierte und zuckerreiche Ernährung, Umweltbelastungen, Abführmittel, Nikotin, Alkohol und unkontrollierte Antibiotika- und Cortisoneinnahmen die schädlichen Darmbakterien immer weiter zu, was zu einer Dysbiose führt. Häufig entsteht dieses Darmmilieu auch durch falsche Essgewohnheiten wie zu üppige Mahlzeiten, zu fetthaltige oder falsche Zusammensetzungen, weil zu schwer verdaubar. Folgen sind das zunehmende Erlahmen des Immunsystems und ein vermehrtes Auftreten von Pilzen.

Ein Darm mit einer gesunden und ausgeglichenen Darmflora gehört bei Erwachsenen schon fast zur Ausnahme, und auch bei Kindern ist dieser Zustand immer häufiger zu beobachten.

Eine Darmflorastörung liegt meistens im Dünndarm vor, wo Milchsäurebakterien zu Hause sind. Die Dünndarmflora setzt sich überwiegend aus den so genannten Leitkeimen Bifidobakterien und Laktobacillus zusammen. Sie sind nicht nur zahlenmäßig in der Mehrheit, sondern auch aufgrund ihrer besonderen Funktion im Darm von großer Bedeutung.

So unterstützen sie die Verdauung, indem sie die Darmtätigkeit und Darmbewegungen anregen, was zu einer besseren Assimilation der Nährstoffe führt. Davon profitiert auch die Darmschleimhaut, da diese wesentlich besser mit Nährstoffen versorgt wird.
Bifidobakterien und Laktobacillus sind die wichtigsten Gegenspieler der Kolibakterien und sorgen dafür, dass die Darmflora im Gleichgewicht bleibt. Ist die Bakterienflora des Darms in einem gesunden Zustand, spricht man von einer Eubiose. Als ideal gilt ein Verhältnis von 85% darmfreundlichen Bakterien und 15% Fäulnisbakterien.

Aber auch im Dickdarm kann eine Fehlbesiedelung vorkommen, was allerdings von Therapeuten nicht immer berücksichtigt wird. Die Flora des Dickdarms besteht aus 10 verschiedenen Bakterienstämmen wie den Bakterien koli, proteus und faecalis.

Die Darmflora gilt dann als gestört, wenn die Hauptbakteriengruppen vermindert sind, und die körperfremden Bakterienarten überhandgenommen haben. Die schädlichen Kolibakterien bilden während ihres Fäulnisstoffwechsels zahlreiche Giftstoffe wie z. B. die Eiweißzersetzungsprodukte Indikan und Skatol. Sind diese im Darm vorhanden, gelten sie als deutliche Hinweise auf eine Dysbakterie und Mykosen.

Ist die Darmflora erst mal ins Ungleichgewicht geraten, sind häufig auch Fäulniskeime nicht mehr weit. Diese entwickeln sich besser, je höher der pH-Wert des Darmmilieus ist, sodass es wichtig ist, den pH-Wert im Darm im sauren Bereich zu erhalten. Denn nur ein saures Milieu fördert das Wachstum der gesundheitsfördernden Bifidusbakterien.

Die Dysbiose führt zu einer Veränderung des Bürstensaumepithels der Dünndarmschleimhaut und damit zu einer mangelnden Enzymaktivität, verbunden mit einer unzureichenden Aufnahme von Vitaminen, Mineralstoffen, Aminosäuren, essentiellen Fettsäuren und weiteren Nährstoffen. Der Organismus ist auf die Versorgung mit Vitaminen und Mineralien durch die Darmflora angewiesen.

Neben der Resorption der zugeführten Nahrungsbestandteile produziert eine gesunde Darmflora durch das Vorhandensein von Bifidobakterien neben Folsäure und Biotin auch B-Vitamine und Vitamin K. Außerdem produziert sie Vitamin B12, essentielle Fettsäuren und Verdauungsenzyme. Diese Enzyme sind nicht nur für die reibungslosen Verdauungsabläufe erforderlich, sondern sind auch in der Lage, die Fäulnisbakterien in die Schranken zu weisen.
Liegt eine Dysbiose vor, werden Schlackenstoffe und Abfallgifte nicht mehr genügend abgebaut und stattdessen im Bindegewebe eingelagert. Dadurch kommt es zwangsläufig zur Selbstvergiftung des Organismus. Die Selbstvergiftung (Autointoxikation) wird außerdem durch eine unzureichende Darmmotorik gefördert, für die ebenfalls die Darmbakterien verantwortlich sind. Ist der Darm in seiner Bewegung eingeschränkt, kommt es zu Gärungsprozessen mit Darmgasen und einer weiteren Verschlimmerung der Vergiftung von innen.

Auch auf Sauerstoffmangel reagiert der Darm sehr empfindlich. Durch den Mangel können nicht genügend Fermente gebildet werden, die für die Zellatmung wichtig sind.

So nimmt die Selbstvergiftung ihren weiteren Lauf. Die Folgen lassen nicht lange auf sich warten und zeigen sich durch Müdigkeit (auch chronisches

Müdigkeitssyndrom), Rheuma, Schuppenflechte, Neurodermitis, Allergien, Entzündungen und viele andere Beeinträchtigungen, die oftmals leider damit in Verbindung gebracht werden.

Da die Haut als ein Spiegelbild des Darms gilt, sollte gerade bei Hauterkrankungen eine Untersuchung der Darmflora erfolgen. Langfristig sind Therapien von Hauterkrankungen häufig nur dann erfolgreich, wenn eine umfangreiche Darmsanierung erfolgt.

Eine gesunde Darmflora besteht aus diesen Leitkeimen:

Bifidobakterien	Sie sind für den Abbau von unerwünschten Mikroorganismen zuständig und leben im sauerstoffarmen Milieu.
Laktobazillen	Sie produzieren die rechtsdrehende Milchsäure und leben im sauerstoffreichen Milieu.
Rechtsdrehende Milchsäure	Sie versorgt die Darmzellen mit Energie.
Escherichia coli	Diese Keime gehören zu den Kolibakterien und dienen dazu, das Immunsystem zu aktivieren. Zur Aufforstung der Darmflora sind aber die Bifidobakterien und Laktobazillen wichtiger.

Die Darmflora bei Kindern

Wie sich die Darmflora im Laufe des Lebens entwickelt, wird schon mit dem Tag der Geburt in die Wiege gelegt. Der Geburtstag ist sozusagen der „Startschuss" für die Darmgesundheit, denn während des natürlichen Geburtsvorgangs erfolgt die Erstbesiedelung des Darms durch eine Art „Impfung" im Geburtskanal. Die Mutter überträgt bei diesem Vorgang das Mikrobiom, welches die Grundlage für die weitere Entwicklung der Darmflora bildet.
Erst vor wenigen Jahren wurde dieser Mechanismus entschlüsselt, und noch immer wird er im Praxisalltag viel zu sehr vernachlässigt – mit mitunter bedeutenden gesundheitlichen Folgen für das Neugeborene.
Besonders kritisch sind in diesem Zusammenhang die weit verbreiteten Kaiserschnittgeburten zu betrachten. Hierbei unterbleibt die natürliche Passage durch den Geburtskanal, infolgedessen die Impfung mit den nötigen Darmbakterien der Mutter nicht stattfinden kann. Somit erhalten Kaiserschnittgeborene die ersten Darmbakterien erst über die Krankenhausluft. Über diesen Weg werden allerdings überwiegend Bakterien aufgenommen, die zur Ansiedlung von Enterobakterien führen, was für die Gesundheit des Neugeborenen negative Auswirkungen haben kann.

Doch ist es wichtig zu wissen, dass auch ein natürlicher Geburtsvorgang keine Garantie dafür ist, dass das Neugeborene ein ausreichend großes Paket mit gesundheitsfördernden Bakterien der Mutter erhält. Die Qualität der Erstausstattung ist schließlich von der Bakterienflora der Mutter abhängig, und hier explizit von der Scheidenflora. Kommt das Baby während der Geburt beispielsweise mit Candida oder einer Vaginose in Kontakt, kann das verheerende Folgen für die nachfolgende Gesundheit des Babys haben, wie im nachfolgenden Kapitel „Hefeinfektion des Neugeborenen" zu lesen ist.

Neben der Bakterienflora der Mutter leistet auch die Muttermilch einen unverzichtbaren Beitrag zum weiteren Aufbau der Darmflora des Babys. Diese enthält neben wichtigen Vitaminen und Mineralien auch Lipase, ein Enzym, das im Darm die Aufnahme von Fett ermöglicht. Das Risiko, Erkrankungen aufgrund eines gestörten Darmmilieus zu entwickeln, ist bei Muttermilchkindern wesentlich geringer als bei Flaschenkindern.

Nicht gestillte Babys haben hingegen häufig ein gestörtes Darmbakterienmilieu mit einer erhöhten Anzahl an Enterobakterien und zu wenigen Laktobazillen. Blähungen, Bauchschmerzen, Allergien bis hin zu

Hautbeschwerden sind dann die Folgen, die von Kindesbeinen an bis ins Erwachsenenalter andauern können.

Einen weiteren wichtigen Aspekt bei der Entwicklung eines gesunden Darmmilieus bei Kindern stellen die darmassoziierten Abwehrzellen dar, die nach der Geburt erst langsam aufgebaut werden. So verfügen Babys bis zum Ende des ersten Lebensjahres noch nicht über Enzyme, die für die Verdauung von tierischen Eiweißen und Fetten benötigt werden. Werden im ersten Lebensjahr trotzdem schon entsprechende Nahrungsmittel zugeführt, können diese nicht ausreichend verstoffwechselt werden, sodass es zu Fäulnis- und Gärungsprozessen im Darm kommt. Der Aufbau einer gesunden Darmflora wird hierdurch deutlich erschwert.

All das hat weitreichende Folgen besonders für das Immunsystem, denn dieses kann sich nur stark zeitverzögert entwickeln, und die Darmbarriere kann sich nur unzureichend aufbauen. Schlechte Voraussetzungen für ein gesundes Leben, besonders das Risiko für Allergiebereitschaften steigt hierdurch immens.

Wie es mit der Darmflora eines Babys oder Kleinkindes bestellt ist, lässt sich in spezialisierten Laboren anhand einer Stuhlprobe untersuchen (pädiatrische Stuhluntersuchung).

Wird hierbei eine gestörte Darmflora festgestellt, gilt genauso wie beim Erwachsenen, die gesunden Bakterien wieder anzusiedeln. Eine Kombination aus Bifidobakterien und Laktobazillen hat sich hier am meisten bewährt. Allerdings sollte man unbedingt auf Säuglinge abgestimmte Präparate wählen.

Dass probiotische Darmbakterien einen überaus positiven Einfluss bei Babys haben, wurde schon vor einigen Jahren bei einem Kooperationsforschungsprojekt des Deutschen Instituts für Ernährungsforschung Potsdam Rehbrücke (DIfE) und dem Ernst von Bergmann Klinikum in Potsdam festgestellt.

Dabei zeigte sich, dass zu früh geborene Kinder besser gedeihen, wenn sie zusätzlich zu ihrer Nahrung probiotische Bakterien (Bifidobacterium lactis) bekommen. Die Babys nahmen schneller an Gewicht zu, und ihre Infektabwehr wurde verbessert. (Quelle: Pediatric Research, Mohan, R. et al., 2008).

Hefepilz-Infektion von Neugeborenen - mit Neurodermitis zur Welt

Dass sich Neugeborene bereits mit einem Candida infizieren, ist ein sehr vernachlässigtes, aber dennoch immens wichtiges Thema.

Wenn eine Mutter bis zu Beginn der Schwangerschaft noch nicht von Candida betroffen ist, dann erhöht sich das Risiko im Laufe der Schwangerschaft. Diese bedingt naturgemäß eine gravierende Hormonumstellung, was allerdings eine erhöhte Zuckerverfügbarkeit der Schleimhäute begünstigen kann.

Für das Baby besteht die Gefahr einer Pilzübertragung in dem Moment, wenn es den Geburtskanal passiert, denn während dieser Passage kommt es in Kontakt mit der Scheidenflora der Mutter.

Bis zur Geburt ist die Darmflora eines Ungeborenen noch nahezu keimfrei. Erst in den folgenden Lebensmonaten wird sich diese entwickeln, sodass für eine natürliche Bekämpfung eines Candidas denkbar schlechte Voraussetzungen bestehen. Erschwerend kommt hinzu, dass auch das Immunsystem eines Neugeborenen noch viel zu schwach ist, um sich erfolgreich gegen eine Pilzbelastung wehren zu können.

Ein derart unglücklicher Start ins Leben bleibt oft nicht ohne Folgen, eine der gefürchtetsten ist die Entstehung von Neurodermitis. Dass mittlerweile so viele Babys wie nie zuvor von Neurodermitis betroffen sind, müsste eigentlich die Alarmglocken bei manchen Medizinern klingeln lassen.

Entsprechende Untersuchungen wurden schon vor einiger Zeit von Prof. Dr. med. Johannes Schnell von der Frauenklinik der Universität Düsseldorf an pilzinfizierten Neugeborenen durchgeführt.

Dabei bestätigte sich, dass Pilzübertragungen im Geburtskanal erfolgen. Bei den untersuchten Fällen trat die Hauptinfektion durch die Vagina nach erfolgtem Blasensprung auf. Dieser Übertragungsweg der Hefeinfektion konnte bei fast 70% der untersuchten Fälle festgestellt werden. Die Neugeborenen entwickelten neben Mundsoor, Windeldermatitis, Darmmykosen auch Organmykosen und Pilzsepsis.

Man geht davon aus, dass mittlerweile jedes vierte neugeborene Baby mit Candida infiziert wird.

Würde die werdende Mutter bereits während der Schwangerschaft entsprechend behandelt, könnten die Babys ohne diesen Fehlstart ins Leben treten. Schon der bekannte Mykologe Prof. Hans Rieth hatte seinerzeit auf diese Gefahr hingewiesen und für „jedes Kind hat das Recht auf eine pilzfreie Geburt" plädiert.

Demzufolge sollte jede werdende Mutter in der zweiten Schwangerschaftshälfte auf eine Candidainfektion hin untersucht und bei positivem Befund entsprechend therapiert werden. Und wenn bei der Geburt dennoch eine Infektion erfolgt, sollte man dem Neugeborenen sofort Bifidobakterien für Babys verabreichen, um eine Ausbreitung der Pilze zu verhindern.

Wer einmal die Leiden dieser kleinen Patienten miterlebt hat, der kann nicht einfach vergessen, wie sie mehrmals täglich von Kopf bis Fuß eingecremt werden, in weißen allergikergeeigneten Baumwollanzügen im Kinderwagen sitzen und Tag und Nacht an Händen, Füssen, im Gesicht und über dem Kopf Verbände tragen.

Wer so viele Neurodermitisbabys gesehen hat, die nachts vor Schmerzen, Jucken und Kratzen nicht schlafen können und sich die Seele aus dem kleinen Körper weinen – der versteht nicht, dass dieses Wissen nicht dorthin getragen wird, wo das Problem an der Wurzel gepackt wird, um diese bedrückenden, aber vermeidbaren, Schicksale von vornherein zu verhindern.

Leaky Gut Syndrom - der durchlässige Darm

Im folgenden Kapitel soll auf die Schädigung der Darmschleimhaut eingegangen werden, die durch eine Fehlbesiedelung des Darms entstehen kann und häufig mit Candida einhergeht.

Der Darm ist die Zentrale des Immunsystems. Ist er gesund, sind in ihm dreimal mehr Immunzellen vorhanden als in allen anderen Körperregionen zusammen. Man geht davon aus, dass sich ca. 70% des Immunsystems in den Zellen der Darmschleimhaut befinden. Durch eine geschwächte Darmschleimhaut wird somit zwangsläufig das Immunsystem stark eingeschränkt, und als Folge entstehen häufige und wiederkehrende Infekte wie Erkältungen, Pilzbefall, Hauterkrankungen und vieles mehr. Mit einem intakten Immunsystem und einer funktionierenden Abwehr könnte dies vermieden oder zumindest stark reduziert werden.

Der Verdauungstrakt ist mit einer Schleimschicht ausgestattet, mit der fremde Substanzen abgefangen werden. Mit einer Größe von ca. 300 qm ist die Darmschleimhaut die größte Kontaktfläche des Körpers zur Umwelt. Die dort angesiedelten Abwehrzellen sind oft die ersten, die mit Fremdstoffen oder Mikroben aus der Umwelt in Kontakt kommen.

Im Darm entscheidet sich also, was vom Körper aufgenommen und was ausgeschieden wird, indem die Darmschleimhaut quasi die innere Grenze des Körpers zur Außenwelt darstellt. Die Darmschleimhaut ist das erste Verteidigungssystem gegen Fremdstoffe von außen. Erst danach folgen andere Organe wie die Lymphe, Leber, Nieren, Lunge und Hautoberfläche.

Die Darmschleimhaut ist ein Schutzschild, das wie ein Netz im Darm ausgebreitet ist, um zu verhindern, dass Giftmoleküle und Allergene in den Blutkreislauf und somit in den Körper eindringen können. Täglich wird die Darmschleimhaut mit zahlreichen Stoffen konfrontiert, und entscheidet, was vom Körper aufgenommen und was ausgeschieden werden soll.

Wenn die Schleimhaut intakt ist, gelangen Fremdstoffe und unverdaute Bestandteile als Abfallstoffe erst gar nicht weiter in den Organismus, sondern werden über den Darm wieder hinausbefördert. Bei einer geschädigten Darmschleimhaut bestehen jedoch Löcher, was als löchriger bzw. durchlässiger Darm oder Leaky Gut Syndrom bezeichnet wird. Substanzen, die normalerweise verstoffwechselt oder ausgeschieden werden, gelangen

durch die löchrig gewordene Darmschleimhaut in den Blutkreislauf und damit in den gesamten Organismus.
Damit können generalisierte Allergien oder Nahrungsmittelallergien ausgelöst werden, indem das Immunsystem die eindringenden Nahrungsbestandteile wie Fremdstoffe bekämpft. So bildet der Körper Antikörper auf ursprünglich ganz harmlose Lebensmittel.

Bildlich gesehen kann man sich das so vorstellen, als wenn ein verzehrtes Salatblatt mit dem beigelegten Putenstreifen in viel zu großen Bestandteilen im Blutkreislauf landet. Dort aber gehören diese nicht hin, sondern müssen vorher in einzelne Nährstoffe zerlegt werden.

Die unzureichend verdauten Nahrungsbestandteile bilden eine schlammartige Masse, die andere Organe belastet und damit deren Funktionstüchtigkeit stark beeinträchtigt. Zusätzlich zu den unvollständig verdauten Nahrungsbestandteilen gelangen auch Toxine über die durchlässige Darmschleimhaut in den Körper, was vielfältige körperliche Reaktionen auslöst.

Um eine durchlässige Darmschleimhaut zu diagnostizieren, wird bei einer Stuhlprobe der Alpha-1-Antitrypsin-Wert untersucht. Ist dieser erhöht, liegt ein Leaky Gut Syndrom vor.

Weitere Informationen erhalten Sie in dem Buch „Leaky Gut – der durchässige Darm", erhältlich beim Verlag (www.Bloch-Verlag.de).

Nahrungsmittelintoleranzen – oft verkannt anstatt verbannt

Auffallend viele Personen mit einer Candida-Infektion sind von Nahrungsmittelintoleranzen betroffen. So erweist sich nicht selten eine nicht bedachte Unverträglichkeit auf Lebensmittel als ein wesentlicher Störfaktor, warum eine Candidabehandlung einfach nicht gelingen will.

Hauptsächlich geht es dabei um Nahrungsmittelintoleranzen wie Histamin-, Fructose-, Laktose- und Glutenintoleranz. Diese bringen mit sich, dass ganze Lebensmittelgruppen nicht mehr verzehrt werden können.

So sind bei einer Laktoseintoleranz keine Milchprodukte verträglich, bei einer Fructoseintoleranz keine fructosehaltigen Produkte (Obst, viele Gemüsesorten und Süßigkeiten), bei einer Glutenintoleranz keine glutenhaltigen Lebensmittel (bedeutet Verzicht auf die meisten Getreideprodukte), und bei einer Histaminintoleranz keine histaminhaltigen Nahrungsmittel wie z. B. Tomaten, Wein, Schokolade, Sauerkraut und Hefe. Gerade die Histaminintoleranz kommt in Verbindung mit Candida auffallend häufig vor.

Werden bestimmte Lebensmittel nicht vertragen, diese aber weiterhin verzehrt, bedeutet das für die Darmgesundheit immer eine große Herausforderung. Im Grunde bekommt der Darm damit von Anfang an keine ehrliche Chance, sich erfolgreich und nachhaltig regenerieren zu können.

Je länger die Situation andauert, umso mehr Unverträglichkeiten gesellen sich erfahrungsgemäß hinzu. Findet also jahrelang keine Behandlung statt, werden im Laufe der Zeit immer weniger Nahrungsmittel vertragen, was für die betroffenen Personen ein unvorstellbares Martyrium bedeutet und das Leben nicht mehr lebenswert macht. An dieser Stelle sei darauf hingewiesen, dass die Autorin dieses Buches genau diese Situation jahrelang durchlebt und überlebt hat, obwohl der Speiseplan lange Zeit aus gerade mal 5 Lebensmitteln bestand!

Warum aber ist so was möglich?

Der Verdauungsprozess ist ein sehr komplexer Vorgang, der nur gelingen kann, wenn alle daran beteiligten Rädchen ineinander greifen. Besonders den Verdauungsenzymen kommt eine große Bedeutung zu, denn sie sind maßgeblich dafür verantwortlich, die aufgenommene Nahrung in Einzelbausteine zu zerlegen. Fehlen jedoch bestimmte Enzyme, so kann dies nicht optimal gelingen, infolgedessen der Nahrungsbrei völlig unzureichend in den Darm gelangt und hier reichlichen Schaden anrichtet.

Infolgedessen bilden sich toxische Gase und Fuselalkohole, die die Darmflora und die Darmschleimhaut reizen und den Organismus (insbesondere die Leber) in einer Art Selbstvergiftung belasten. Symptome wie Blähungen, Darmkoliken, starke Müdigkeit und Gehirnnebel sind typische Folgeerscheinungen, genau wie man es vom Candida her auch kennt.

Nahrungsmittelintoleranzen hängen ebenso wie ein Candida-Befall eng mit dem Entstehen eines Leaky Gut Syndroms zusammen. Je durchlässiger die Darmschleimhaut wird, desto mehr unverdaute Nahrungsbestandteile gelangen unverarbeitet in die Blutbahn.

Wird das Leaky Gut Syndrom therapiert, indem die Darmschleimhaut wieder geschlossen wird, bilden sich die Nahrungsmittelintoleranzen sehr oft wieder zurück oder schwächen sich zumindest deutlich ab. Für eine erfolgreiche Behandlung des Leaky Gut Syndroms ist es allerdings ebenso unerlässlich, Candida zu beseitigen.

Verfolgt man also eine ehrliche und gewissenhafte Candida-Behandlung, dann sollten unverträgliche Lebensmittel unbedingt vom Speiseplan verschwinden. Da Nahrungsmittelintoleranzen in enger Verbindung mit der Darmgesundheit stehen, kommt es häufig durch die Beseitigung des Candidas und einer Aufforstung der Darmflora und Behandlung der durchlässigen Schleimhaut zu spürbaren Verbesserungen der Nahrungsmittelintoleranzen.

Diese lassen sich im Gegensatz zu Allergien übrigens nicht im Blut feststellen und fallen auch durch diverse andere Allergietests nicht auf. Für sie gelten gesonderte Untersuchungsmethoden, die leider viele Mediziner nicht kennen. Ausführliche Informationen erhalten Sie in den Büchern „Histaminintoleranz- die unentdeckte Krankheit" und „Fructoseintoleranz – krank durch Obst, Gemüse und Süßigkeiten", erhältlich beim Verlag (www.Bloch-Verlag.de).

Histaminintoleranz

Da eine Histaminintoleranz die häufigste, aber auch die tückischste Unverträglichkeit ist, die mit Candida in Verbindung steht, erhalten Sie nun weitere Informationen zu dieser komplexen Unverträglichkeit.

Auffallend ist, dass es bei einem starken Candida-Befall zu einem Anstieg des Histaminpegels kommt. Ein Auslöser hierfür ist sicherlich das Vorhandensein von Fuselalkoholen, die allein durch die Anwesenheit von Hefepilzen im Darm entstehen. Dieser Alkohol ist es, der zu einer erhöhten Histaminproduktion führt, allerdings ist er auch für das Fortschreiten einer durchlässigen Darmschleimhaut verantwortlich.

Doch damit nicht genug, denn indem die Pilze gerne an der Darmschleimhaut andocken, kommt es zu weiterer Durchlässigkeit und zu zusätzlichen Schäden, sodass es unverdaute Nahrungsbestandteile und Histamin noch leichter haben, in die Blutbahn zu gelangen. Durch diese Störfaktoren wird die Darmschleimhaut daran gehindert, ihren eigentlichen Aufgaben nachzukommen, von denen eine wesentliche darin besteht, das histaminabbauende Enzym Diaminoxidase (DAO) zu produzieren.

Ist die Darmschleimhaut geschädigt, hat dies unweigerlich zur Folge, dass im Dünndarm nicht mehr ausreichend DAO vorhanden ist und überschüssiges Histamin nicht ausreichend abgebaut werden kann. Einer Histaminintoleranz sind damit Tür und Tor geöffnet. Diese Situation wird durch Candida noch weiter verschlimmert, denn geht es nach Expertenmeinungen, dann sollen Pilze in der Lage sein, biogene Amine abzugeben, was unweigerlich zu einer weiteren Verschlechterung der Histaminintoleranz führt.

Candida – ein „reizendes" Thema zwischen Mainstream-Medizin und Naturheilkunde

Pilzinfektionen haben sich in den vergangenen Jahren explosionsartig ausgebreitet. Insofern sollte man davon ausgehen, dass das Thema in der Mainstream-Medizin eine entsprechende Beachtung finden würde – doch Fehlanzeige. Noch immer wird das Thema dort nur selten ernst genommen, sodass sogar bei offensichtlichen Symptomen eine Untersuchung auf eine Candida-Infektion in den meisten Fällen ausbleibt.

Wäre man bösartig, könnte man sagen, dass die Naturheilkunde korrigiere, was die Schulmedizin dem Patienten eingebrockt habe. Denn allzu oft sind es schulmedizinisch verordnete Medikamente, die die Darmflora ins Ungleichgewicht manövrieren.

Als der hauptsächliche Auslöser gilt die unkontrollierte Verabreichung von Antibiotika. Wie bereits eingehend erläutert, führen diese zur Beseitigung der krankmachenden, aber auch der nützlichen Darmbakterien.

Erfolgt nicht spätestens nach Beendigung der Antibiotikatherapie eine entsprechende Darmflora-Aufforstung, dann manifestiert sich sehr schnell eine Dysbiose, bei der krankmachende Darmbewohner einschließlich Candida Überhand nehmen.

Leider ist dies keine Seltenheit. Viele Betroffene berichten, dass ihre Leiden mit Antibiotika begonnen haben, die sie aufgrund ihrer Grippe, Infektion oder ähnlichem erhalten hatten. Und seit dieser Erkrankung, die mitunter auch schon Jahre zurück liegen kann, sind sie nicht wieder richtig auf die Beine gekommen.

So notwendig und sogar lebensrettend Antibiotika auf der einen Seite sind, so zerstörerisch können sie im Darm wirken und dem Patienten einen Teufelskreis bescheren, aus dem er lange Zeit nicht herauskommt. Da die Schulmedizin das Thema Candida meistens rigoros ablehnt, hat der Patient dann einen äußerst langen Weg vor sich, um herauszufinden, was eigentlich mit ihm los ist.

Erfahrungen mit Candida in der Mainstream-Medizin

Allein über die vielfältigen Erfahrungen von Patienten mit ihren Therapeuten in Bezug auf den Candida ließe sich ein ganzes Buch füllen. Leider wären viele dieser Berichte nicht allzu positiv, denn nur selten wird Patienten das Glück zuteil, von Anfang an auf einen zu diesem Thema informierten Therapeuten zu treffen.

Demzufolge ist es in der Regel ein langer Weg, bis endlich die längst überfällige Candida-Diagnose gestellt wird.

Viele Patienten durchlaufen unnötigerweise eine oft jahrelange Odyssee durch zahlreiche Praxen. Nicht selten werden sie voreilig als Hypochonder oder Kandidaten für den Psychiater abgekanzelt. Fehldiagnosen sind beim Thema Candida leider keine Seltenheit. Ein Beispiel hierfür sind untergewichtige Personen, die vorschnell als Magersüchtige eingestuft werden, obwohl sie augenscheinlich große Kalorienmengen zu sich nehmen.

Aber Candida kann auch zu Übergewicht führen, was im Praxisalltag ebenso wenig Berücksichtigung findet und Fehlschlüsse mit sich bringt. So werden Betroffene mitunter genötigt, eine Diät nach der nächsten über sich ergehen zu lassen. Die eigentliche Ursache für überflüssige Kilos, nämlich der Candida, der sich hier häufig durch Heißhungerattacken auf Süßigkeiten und kohlenhydratreiche Lebensmittel zeigt, wird weder gesucht noch gefunden.

Fachleute gehen davon aus, dass die Zunahme pilzbedingter Erkrankungen eines der bedeutendsten Gesundheitsprobleme unserer heutigen Zeit ist. Es wird geschätzt, dass mittlerweile bis zu 40 Millionen Menschen in Deutschland betroffen sind, und somit jeder Zweite infiziert ist.

Bei dieser gigantischen Zahl fällt es schwer nachzuvollziehen, warum das Thema oft so bagatellisiert und geradezu verachtet wird. Besonders die Mainstream-Medizin, die aufgrund ihrer allzu leichtfertigen Cortison- und Antibiotikabehandlungen, aber auch mit Chemotherapien häufig dazu beiträgt, dass sich Pilzinfektionen entwickeln, müsste dem Thema wesentlich mehr Beachtung und Bedeutung beimessen.

Welcher Therapeut?

Besteht ein Verdacht auf eine Candida-Infektion, stehen die meisten Patienten zunächst vor der Hürde, einen passenden Therapeuten zu finden, der sich ausreichend mit der Thematik auskennt. Die Erfahrung zeigt, dass das Pilzthema in der Schulmedizin leider meistens bagatellisiert wird und weder ausreichende Diagnosen noch Therapien erfolgen.

Zunächst besteht für die meisten Patienten die Hürde darin, eine Diagnose zu erhalten. Das beginnt schon damit, dass nur derjenige eine Pilzinfektion sucht, der sie auch kennt. Wer sich erst gar nicht auf die Suche begibt, kann sie naturgemäß nicht finden. Hier läuft der Patient Gefahr, dass die auftretenden Symptome fatalerweise anderen Krankheitsbildern zugeschrieben werden – im Zweifelsfalle ist es immer die Psyche.

Die Erfahrung zeigt, dass es für die meisten Patienten reine Glückssache ist, an einen entsprechend erfahrenen Therapeuten zu geraten. Nach wie vor gibt es nicht viele von ihnen, so dass es schwierig ist, in guten Händen zu landen.

Wer kommt überhaupt in Betracht? Sollte es ein Arzt mit einer bestimmten Fachrichtung sein? Kann ein Arzt mit naturheilkundlicher Ausrichtung besser geeignet sein oder ist ein Heilpraktiker anzuraten? Dies lässt sich nicht pauschal beantworten, denn manch erfahrener Heilpraktiker oder sogar Ernährungsberater kann auf diesem Gebiet versierter sein als ein Mediziner mit zwei Doktor-Titeln.

Da eine Candida-Infektion häufig Magen-Darmprobleme auslöst, kann der Weg zu einem Gastroenterologen führen. Hier zeigt sich jedoch oftmals, dass eine Darmspiegelung das Mittel der Wahl ist – eine aufwändige und nicht ganz risikolose Vorgehensweise, die zu allem Überfluss zur Diagnose einer Pilzinfektion keinen Schritt weiterhilft.

Wenn man hier ein bisschen Glück hat, kennt sich der Gastroenterologe immerhin mit Nahrungsmittelintoleranzen aus, die ja nicht selten mit Pilzinfektionen einhergehen. Damit würde man schon mal eine weitere wichtige Erkenntnis erlangen, jedoch würde es bei der Pilzthematik als solche nicht weiterhelfen, weil diese allein durch das Vermeiden unverträglicher Lebensmittel nicht verschwinden würde.

Wenn sich die auftretenden Symptome nicht mit Magen- und Darmproblemen äußern, sondern mehr durch Hauterscheinungen wie etwa Ekzeme, Ausschläge oder Juckreiz, führt der Weg zu einem Dermatologen (Hautarzt). Zwar wird er sich mit der hautspezifischen Pilzproblematik auskennen, weniger jedoch mit Candida im Darm.

Bei einer Candida-Infektion ist nicht allein die Diagnostik von großer Bedeutung, sondern auch die Therapie. Nicht immer ist ein guter Diagnostiker auch ein guter Behandler, so dass es erforderlich sein kann, noch einen weiteren Arzt oder Heilpraktiker aufzusuchen. Hierbei ist es von großem Vorteil, wenn sich derjenige mit den Einflüssen der Lebensmittel auf das Pilzgeschehen auskennt und zur Antipilzdiät Empfehlungen geben kann.

Wenn der Therapeut selbst nicht über das hierfür erforderliche Wissen verfügt, gibt es in jeweiligen Praxen entsprechend geschulte Mitarbeiter oder Kooperationen mit Ernährungsberatern.

Der Praxisalltag zeigt, dass viele Therapeuten bei Ernährungsthemen schnell an ihre Grenzen stoßen. Das ist nicht verwunderlich, wenn man weiß, dass spezifisches Ernährungswissen während des Medizinstudiums oder einer Heilpraktikerausbildung in der Regel nicht vermittelt wird.

Es gibt inzwischen viele Heilpraktiker, die sich mit der Pilzthematik vertraut gemacht haben und auf diesem Gebiet gute Diagnostiker und Behandler sind. In bestimmten Fällen kann es jedoch erforderlich sein, trotzdem einen Arzt aufzusuchen. Dies ist besonders dann der Fall, wenn eine hartnäckige Pilzbelastung vorliegt und verschreibungspflichtige Präparate benötigt werden.

Um adäquate Therapeuten zu finden, ist das Internet mittlerweile die beste Quelle, sei es in Form von Therapeuten-Bewertungsportalen oder in einschlägigen Foren.
Besonders letztere sind wertvolle Informationsquellen, weil man hier auf Gleichgesinnte trifft, von denen viele ihre Erfahrungen weitergeben.

Empfehlungen von Mitbetroffenen sind Gold wert, denn diese sind in der Regel ja schon weitaus erfahrener in der Thematik als man selbst!

Und auch wenn sich herausstellen sollte, dass ein empfohlener Therapeut nicht in direkter Umgebung liegt, ist es dennoch oft eine Überlegung wert, einen etwas längeren Anfahrtsweg in Kauf zu nehmen, um therapeutisch gut aufgehoben zu sein.

Diagnosemöglichkeiten

Zum Nachweis einer Candida-Infektion gibt es verschiedene Möglichkeiten, hauptsächlich werden jedoch Stuhl- und Abstrichuntersuchungen (Mund- und Scheidenflora) herangezogen. Bleiben diese ohne Befund, obwohl Symptome eindeutig für eine Candida-Infektion sprechen, oder ist es wichtig, ein umfassenderes Bild über die Infektion und ihren Verlauf zu erlangen, stehen weitere Methoden zur Verfügung.

Neben spezifischen Laboruntersuchungen der Schulmedizin bieten sich einige naturheilkundliche Testverfahren, für die jedoch häufig keine wissenschaftliche Akzeptanz besteht. Darüber hinaus ist wichtig zu wissen, dass eine Kostenübernahme durch gesetzliche Krankenkassen für die meisten Diagnoseverfahren nicht erfolgt.

Stuhluntersuchung

Die mit Abstand bekannteste Diagnosemöglichkeit, um eine Candida-Infektion festzustellen, ist die Stuhlprobe. Sie wird mit geringem Aufwand zuhause erstellt, indem beim Toilettengang Bestandteile des Stuhls in Röhrchen verpackt und an ein spezialisiertes Labor geschickt werden.

Hier wird die Stuhlprobe zunächst mikroskopisch untersucht, weil sich bereits dabei schon erste Anzeichen für Pilze ergeben.
Eine exaktere Diagnose lässt jedoch erst eine Anzüchtung zu, bei der ein winziger Teil der Stuhlprobe auf einen Nährboden aufgebracht wird. Einige Tage (in vereinzelten Laboren sogar bis zu 2 Wochen) lang wird die weitere Entwicklung beobachtet. Liegt eine Candida-Infektion vor, zeigen sich in der Probenschale Pilze.

Eine Stuhlprobe wird meistens dazu genutzt, nicht nur eine mögliche Candida-Infektion zu diagnostizieren und die jeweilige Candida-Art zu bestimmen, sondern auch weitere Bestandteile des Darmmilieus. Hier sind besonders die Zusammensetzung der Darmflora von Interesse sowie mögliche Entzündungsvorgänge.

Ergänzend sollten auch der Zustand des darmassoziierten Immunsystems und der Darmschleimhaut geprüft werden. Ausgehend von diesem Testergebnis lässt sich eine individuelle Therapie für die Darmsanierung einschließlich der Candida-Behandlung festlegen.

Obwohl eine Stuhluntersuchung sehr verbreitet ist, hat sie ihre Tücken und ermöglicht keine 100%ige Zuverlässigkeit bei der Candida-Diagnose. Zurückzuführen ist dies darauf, dass Pilze nicht gleichmäßig verteilt in allen Darmabschnitten zu finden sind. Sie leben vielmehr in lokalen Nestern, so dass der ausgeschiedene Stuhl auch nur punktuell einen Pilzbefall aufweist und nicht durchgängig. Einige Therapeuten vertreten daher die Meinung, dass immunologische Antikörpertests und Abstriche von betroffenen Körperregionen zuverlässigere Aussagen ermöglichen. Lesen Sie hierzu auch das Kapitel „Diagnose – aber richtig".

Stuhlproben, die zur Candida-Diagnose herangezogen werden, sind nicht mit denen vergleichbar, die zu den Standarduntersuchungen einer Hausarztpraxis gehören. Sie werden in speziellen Laboren durchgeführt, die bei naturheilkundlich arbeitenden Ärzten und Heilpraktikern bekannt sind.

Abstriche

Je nach Beschwerdebild kommen Abstriche im Mund- und Rachenraum sowie weiterer Körperbereiche wie Nase, After, Vagina und Hautstellen in Betracht.

Für einen Candida-Befall typisch sind weißliche Beläge im Mund, die sich insbesondere auf dem hinteren Bereich der Zunge zeigen. Bei vielen Betroffenen ist es gerade eine dick mit weißem Belag überzogene Zunge, die den Verdacht auf einen Candida-Befall lenkt. Neben der Zunge sind in der Regel auch die Mundschleimhaut, Zahntaschen und Zahnprothesen betroffen.

Ein Abstrich erfolgt mithilfe eines Wattestäbchens, an den die jeweiligen Keime mit Speichel anheften. Ähnlich wie die Stuhlproben ermöglichen Abstriche leider auch keine 100%ige Diagnosesicherheit.

Urintest

Als bequemer Heimtest ist diese Diagnosemöglichkeit anhand einer einfachen Urinprobe zu Hause möglich. Hierfür wird Urin in einem kleinen Becher gesammelt und an ein spezialisiertes Labor geschickt. Hier wird das sogenannte D-Arabinitol bestimmt, anhand dessen eine Hefepilzbelastung im Darm festgestellt werden kann.

D-Arabinitol ist ein Zuckeralkohol, welcher in geringen Mengen natürlicherweise auftritt. Da bestimmte Candida-Arten (z. B. Candida albicans, Candida tropicalis) diesen Zuckeralkohol produzieren, steigt die Menge deutlich an.

Antigen- und Antikörperbestimmungen

Unmittelbar nach einem Antigenübertritt werden IgM-Antikörper gebildet, die spezifisch für Candida sind und im Blut erkennbar sind. Hierdurch kann man sehen, ob der Körper aktuell gegen diese Hefepilze ankämpfen muss. Liegt eine Infektion bereits länger zurück, ist dies an den sogenannten IgG-Antikörpern ersichtlich.

Wichtig zu wissen ist allerdings, dass bei bereits häufig durchlaufenen Candida-Infektionen eine Produktion von IgM-Antikörpern ersetzt wird durch IgG-Antikörper. Wird dies nicht in der Auswertung berücksichtigt, besteht die Gefahr von Fehldiagnosen.

Spezialisierte Labore bieten Testverfahren an, bei denen die serologischen Marker als Einheiten pro Liter (Units) erfasst werden. Dabei ist es möglich, die Titerverläufe vor, während und nach der Therapie festzustellen. Dieses Verfahren bietet einerseits mehr Sicherheit bei der Diagnostik, aber andererseits auch Möglichkeiten, den Therapieverlauf genau zu beobachten.

Lymphozytentransformationstest (LTT-Test)

Eine weitere Diagnostikmöglichkeit, die trotz wissenschaftlicher Anerkennung und Qualitätskriterien im Praxisalltag nur selten herangezogen wird, bietet der sogenannte Lymphozytentransformationstest, auch bekannt als LTT-Test.

Anhand dieser Messmethode, die auf der Basis einer Blutentnahme erfolgt, kann die Aktivierung des Immunsystems bezogen auf den Candida, als auch die Intensität einer aktuellen Infektion, festgestellt werden.

Speichel-Selbsttest

Ursprünglich in den USA verbreitet, nunmehr aber auch bei uns bekannt ist ein Speicheltest, anhand dessen eine Candida-Belastung möglich sein soll.

Hierfür wird morgens sofort nach dem Aufstehen und vor dem Zähneputzen etwas Speichel in ein mit klarem Wasser gefülltes Glas gespuckt. In den folgenden 15 bis 30 Minuten beobachtet man den Speichel auf seine Reaktionen.

Wenn von dem Speichel aus Fäden nach unten führen, der Speichel zum Glasboden gefallen ist oder sich das Wasser trüb einfärbt, soll die Wahrscheinlichkeit, eine Candida-Belastung zu haben, groß sein.

Zu bedenken ist bei diesem Test allerdings, dass die Speichelkonsistenz durch verschiedene Faktoren beeinflusst wird, so dass das Testergebnis falsche Schlüsse zulassen kann. So verdickt sich Speichel beispielsweise, wenn der Körper über Nacht leicht dehydriert oder Allergien bestehen. Auch ist die individuelle Speichelkonsistenz von Natur aus unterschiedlich, wie manch Gebissträger beweist, der gänzlich ohne Haftcreme auskommt und dies allein seinem festen Speichel verdankt.

Bioresonanz

Die Bioresonanz kann zu Diagnostik, aber auch zu Therapiezwecken eingesetzt werden. Hierbei werden elektrische Schwingungen von dem Bioresonanzgerät aufgenommen. Frequenzbereiche, die zu Fehlfunktionen im Organismus führen, werden aufgespürt und in Balance gebracht.

Bioresonanz ist ein weltweit verbreitetes Verfahren in der Naturheilkunde, das die klassische Lehrmedizin derzeit nicht anerkennt.

Dunkelfeldmikroskopie

Die Dunkelfeldmikroskopie ist eine ganzheitliche Untersuchungsform nach dem Mikrobiologen Prof. Enderlein. Hierfür wird ein frisch entnommener Bluttropfen unter einem speziellen Mikroskop untersucht.

Lt. Prof. Enderlein lassen sich anhand des Bluttropfens Aussagen über die Qualität der Blutzellen treffen, indem die Aktivität und Funktionstüchtigkeit der Blutbestandteile untersucht werden. Dabei lassen sich u. a. Pilzbelastungen erkennen.

Elektroakupunktur nach Dr. Voll

Über bestimmte Hautareale erfolgen elektrophysikalische Messungen, mit denen der gesamte energetische Zustand des menschlichen Organismus festgestellt werden kann. Dabei können Störungen aufgedeckt werden, aber auch Belastungen wie z. B. eine Candida-Infektion.

Kinesiologie

Bei der Kinesiologie handelt es sich um einen einfachen Muskeltest. Der amerikanische Chiropraktiker George Goodheart entdeckte, dass es Zusammenhänge zwischen den Muskeln und einzelnen Organen, aber auch von Denkstrukturen und Emotionen gibt.

So stellte er auch fest, dass sich gesundheitliche Störungen als Schwäche von bestimmten Muskelgruppen manifestieren können, aber auch, dass sich Störungen im Körperenergiefluss durch veränderte Muskelspannungen messen lassen.

Letzteres macht man sich in der Diagnostik zunutze, wie etwa bei der Untersuchung, ob körperliche Belastungen von Hefepilzen vorliegen. Möglich ist dies durch den sogenannten kinesiologischen Muskeltest, bei dem gleichzeitig Fragen zu einer Thematik des Patienten gestellt werden. Hierbei handelt es sich um Ja/Nein Fragen.
Der Therapeut drückt dabei meistens gegen den ausgestreckten Arm des Patienten, während der Patient die Frage beantwortet. Hält die Muskulatur der Spannung nicht stand und schlafft ab, dann liegt eine Energieblockade vor.

Schwermetallbelastungstest

Schwermetalltestungen lassen sich am zuverlässigsten anhand von Chelatbildnern wie DMSA, DMPS und EDTA durchführen.

Am zielführendsten gelten Tests, bei denen die 3. Stuhlprobe nach Einnahme dieser Chelatbilder genommen wird. Die Verabreichung der Chelatbilder sowie die Auswertung der Testergebnisse sollten unbedingt nur durch entsprechend ausgebildete und erfahrene Therapeuten erfolgen!

Selbsttest durch Antipilzdiät

Alternativ oder zusätzlich zu den bereits ausgeführten Diagnosemöglichkeiten kann ein 5-Tage-Selbsttest erfolgen.

Während dieser Testzeit werden Nahrungsmittel gemieden, die den Candida ernähren und ihn zu weiterem Wachstum anregen. Insbesondere sind dies zuckerhaltige Lebensmittel sowie isolierte Kohlenhydrate wie etwa Weißmehl und parboiled Reis. Klingen die Symptome während dieser 5 Tage ab, kann das ein deutliches Zeichen für eine Candida-Infektion sein.
Aber nicht immer müssen Besserungen eintreten, so dass dieser Selbsttest nur einen ersten Hinweis geben kann, aber nicht eine therapeutische

Diagnose ersetzt. Da dem Candida durch die Ernährungsumstellung die Nahrungsgrundlage entzogen wird, stirbt er ab. Die hierbei entstehenden Mykotoxine können auch zu einer deutlichen Symptomverschlechterung führen.

Wer z. B. aufgrund des Candidas Haarausfall hat, wird möglicherweise während dieser Candidadiät noch mehr Haare verlieren. Um dieses abzupuffern, sind Präparate wie Chlorella-Algen sinnvoll, da sie die entstehenden Toxine binden können.

Möglich ist auch, dass aufgrund einer nicht bekannten Nahrungsmittel-intoleranz unverträgliche Lebensmittel verzehrt werden, sodass weiterhin Symptome auftreten.

Diagnose – aber richtig

Eine Candida-Infektion zuverlässig zu diagnostizieren, ist schwieriger als es auf den ersten Blick den Anschein macht. Man vertraut meistens darauf, dass eine Stuhlprobe die Tatsachen ans Tageslicht bringt – doch weit gefehlt, wie sich im Praxisalltag allzu oft zeigt.

Zwar gilt eine Stuhlprobe als die am häufigsten eingesetzte Diagnosemethode, aber dennoch ist sie nicht zwangsläufig die zuverlässigste. Zu viele Hürden sind hier zu meistern, bis man das richtige Ergebnis hat.

Da kommen stattdessen allzu oft Befunde zu Tage, die nicht annähernd mit dem Beschwerdebild des Patienten konform gehen. Und selbst wenn dann noch so deutliche Symptome im Raume stehen und auch einen Blinden fast auf eine Candida-Infektion hinweisen, wird es bei einem negativen Stuhlbefund heißen: „Nein, Sie haben keinen Candida, alles nur Einbildung." Das ist fatal, wenn man weiß, welche tiefgreifenden gesundheitlichen Probleme eine Hefepilz-Infektion mit sich bringen kann.

Wenn man dem negativen Befund keinen Glauben schenken mag, dann sollte man nicht lockerlassen und weitersuchen. Dafür eignen sich eine Wiederholung einer Stuhlprobe oder das Hinzuziehen weiterer Diagnosemethoden. Eine Probenentnahme aus der Mundhöhle ist immer eine sinnvolle Ergänzung zu einer Stuhluntersuchung. Hierzu muss man wissen, dass Hefepilze ihre Tücken haben und es mehrere Herausforderungen gibt, die man womöglich auf dem Weg zur Diagnose meistern muss. Eine

Fehlerquelle kann darin liegen, dass die Entnahme der Proben nicht sorgfältig genug erfolgt ist. Ein typischer Fehler ist beispielsweise die Entnahme an nur einer Stelle, anstatt an mehreren.

Besonders wichtig ist dies bei Stuhlproben. Um hier die Wahrscheinlichkeit zu erhöhen, dass man eines der ausgeschiedenen Pilznester erwischt, sollte die Entnahme von mehreren Stellen des Stuhls erfolgen.

Dennoch kann es auch dann vorkommen, dass keine Pilze in Erscheinung treten. Möglich ist dies, weil Pilze in Nestern fest an der Darmwand haften und nicht bei jedem Stuhlgang ausgeschieden werden. So ist logisch, dass Proben an 3 aufeinanderfolgenden Tagen zuverlässigere Ergebnisse erbringen können als eine einmalige Stuhlentnahme.

Zudem kann ein kleiner Trick behilflich sein, Pilze pünktlich zur Stuhlprobenentnahme aus dem Darm zu locken. Hierfür trinkt man 3 Tage vor der geplanten Stuhlprobe jeweils vor den Mahlzeiten 1 EL Apfelessig in Wasser aufgelöst. Ergänzend hilft eine faserreiche Ernährung (Gemüse, Vollkornprodukte), die mechanisch dafür sorgt, dass die Pilze von der Darmschleimhaut gelöst und ausgeschieden werden.

Desweiteren ist auch der Versandweg zu beachten, denn hier kann es zu Beeinträchtigungen der entnommenen Proben kommen. Untersuchungen haben ergeben, dass auf dem Transportweg zum Labor Candidakulturen in der Stuhlprobe absterben können.
So fielen Proben vom selben Stuhlgang, die nicht den langen Transportweg durchliefen, sondern direkt zum selben Labor gebracht wurden, anders aus, als die Proben, die länger unterwegs waren.

Aus diesem Grund wird empfohlen, die Stuhlentnahmen nicht vor einem Wochenende vorzunehmen. Allerdings kann nicht nur ein zu langer Transportweg die Stuhlproben beeinträchtigen, sondern auch zu warme Außentemperaturen in den Sommermonaten.

Auch die Untersuchungsmethoden der jeweiligen Labore können erfolgsentscheidend sein. Während einige Labore nur 2 – 3 Tage lang die angelegten Pilzkulturen beobachten, lassen andere Labore die möglichen Pilze bis zu 2 Wochen gedeihen. Führen all diese Maßnahmen noch immer nicht zu einer aussagekräftigen Stuhlprobe, obwohl alle Symptome für eine Candida-Infektion sprechen, sollten weitere Untersuchungsmethoden herangezogen werden.

Risikofaktoren für eine Candida-Infektion

Ob der Candida eine Chance hat, sich auszubreiten oder nicht, hängt von bestimmten Risikofaktoren ab. Insbesondere kommt es auf die Stärke des Immunsystems an, aber auch, wie stabil sich die Darmflora im Gleichgewicht befindet und über ausreichend gesundheitsfördernde Bakterien verfügt.

Die Darmflora ist sehr sensibel und kann durch verschiedene Einflüsse in Schieflage geraten. Allen voran sind dies Antibiotika-, Cortison- und Chemotherapien, die allesamt dazu führen, dass wichtige Darmbakterien eliminiert werden. Doch auch wer sich nicht einer dieser Therapien unterzieht, ist nicht automatisch vor einem Candida gefeit. So können auch eine ungesunde zuckerreiche und denaturierte Ernährungsweise, sowie eine unzureichend verdaute Nahrung und eine Schwermetallbelastung der Darmflora großen Schaden zufügen.

Abführmittel

Abführmittel sind ein weit verbreitetes und beliebtes Mittel, um lästige Verstopfungen zu beseitigen. Allerdings wirken Abführmittel in erster Linie symptomorientiert und greifen das Problem nicht an dessen Wurzel. Infolgedessen führen diese nicht zu einer nachhaltigen Beseitigung der Verstopfung. Übermäßiger Gebrauch von Abführmitteln ist unbedingt mit Vorsicht zu betrachten, denn dieser führt auf Dauer zu einer Schädigung von Darmflora und Darmschleimhaut.

Wenn man weiß, dass Verstopfung häufig mit einer Candida-Infektion einhergeht, hat man gute Chancen, die Verdauung dauerhaft auf Vordermann zu bringen. Denn schon allein die Beseitigung des Candidas führt in vielen Fällen dazu, dass sich Verstopfung quasi in Luft auflöst.

Antibiotika

Wenn es „Hauptübeltäter" für die heutige massive Ausbreitung von Candida gibt, so dürften Antibiotika an der Spitze dieser Liste stehen.
Antibiotika sind Fluch und Segen gleichermaßen. Bei bestimmten und schweren Infektionen sind sie unverzichtbar, doch leider wird der

Antibiotikaeinsatz seit vielen Jahren stark übertrieben. Schon bei geringsten Infektionen werden Antibiotika als vermeintliches Allheilmittel eingesetzt.

Dabei bekämpfen Antibiotika nicht nur die krankmachenden Erreger, sondern zerstören auch die gesunden Darmbakterien. Im Prinzip sagt das auch schon der Name, denn übersetzt heißt Antibiotika nichts anderes als „gegen das Leben".

Also wenn Antibiotika nicht nur die krankmachenden Darmbakterien eliminiert, sondern auch die darmfreundlichen Bakterien, dann rasiert er quasi wie ein Rasenmäher die vorhandene Darmflora ab. Als Folge entsteht dann sehr schnell eine Darmdysbiose, infolgedessen die Bakterien der Säuerungsflora und die der Fäulnisflora ins Ungleichgewicht rutschen. Ist diese Situation eingetreten, stehen dem unliebsamem Candida Tür und Tor weit offen, sodass sich dieser dann explosionsartig vermehren kann.

Nicht selten ist es genau dieser Ablauf, dass eine Antibiotikaeinnahme als Initialzündung für den Candida-Befall fungiert.

Zu denken geben sollte die Feststellung, dass sehr viele candidainfizierte Personen seit ihrer Einnahme von Antibiotikapräparaten nicht mehr auf die Füße kommen. Nicht selten (!) suchen sie danach jahrelang nach der Ursache für ihre angegriffene Gesundheit. Den Rückschluss, dass ihre Gesundheit womöglich aufgrund der Antibiotikatherapie angeschlagen ist, ziehen sie zumeist nicht.

Leider ist es nicht üblich, dass während oder spätestens unmittelbar nach einer Antibiotikatherapie eine sofort anschließende Darmsanierung mit pro- und prebiotischen Bakterien erfolgt. Würde dies geschehen, könnten viele lange Leidenswege abgekürzt und Krankheitskosten deutlich reduziert werden.

Bauchspeicheldrüsenunterfunktion

Wenn die Bauchspeicheldrüse in ihrer Funktion beeinträchtigt ist und nicht genügend Enzyme bildet, führt dies unweigerlich zu einer unzureichenden Verdauung. Dies hat zur Folge, dass der Nahrungsbrei nicht in die notwendigen Einzelbausteine zerlegt werden kann, wenn dieser den Darm erreicht. Hieraus resultieren Gärungs- und Fäulnisprozesse, was zur Schädigung der Darmflora und einem pilzfreundlichen Milieu führt.

Bei einer Bauchspeicheldrüsenunterfunktion ist die Einnahme von Enzympräparaten wie beispielsweise Kreon® anzuraten. Diese Kapseln enthalten Pankreatin, das die Verdauung von Fetten, Kohlenhydraten und Eiweiß unterstützt und zu jeder Mahlzeit eingenommen wird.

Ursachen für eine unzureichende Leistung der Bauchspeicheldrüse sind vielfältig, häufig liegt eine akute oder chronische Bauchspeicheldrüsenentzündung vor. Wenig bekannt ist, dass auch Schadstoffe wie z. B. Blei dazu führen können.

Chemotherapeutika

Chemotherapeutika gelten in der Schulmedizin zwar als unverzichtbar in der Tumorbehandlung, dennoch bringen sie auch einige Nachteile mit sich. Ein nicht zu verachtender Nebeneffekt ist die Herabsetzung der körpereigenen Abwehr, denn dies führt nicht nur zu einer erhöhten Infektanfälligkeit, sondern auch zu einer Schädigung von Darmflora und -schleimhaut.
Die schädlichen Bakterien nehmen dann Überhand und begünstigen eine Darmdysbiose, einhergehend mit einer Candida-Infektion.

So gibt es immer mehr Experten, die der Überzeugung sind, dass betroffene Patienten mehr an der aus der Chemotherapie resultierenden invasiven Pilzinfektion sterben als an dem eigentlichen Tumor. Sie plädieren aus diesem Grunde dafür, bei einer Chemotherapie Darmflorapräparate und Antimykotika zu verabreichen.

Cortison

Ähnlich wie Antibiotika gehört auch Cortison zu den weit verbreiteten Medikamenten, die Fluch und Segen gleichermaßen mit sich bringen und leider viel zu oft und viel zu schnell verordnet werden. Ein sorgfältigeres Abwägen zwischen Nutzen und Risiken wäre in vielen Fällen angebracht.

Desweiteren wäre es sinnvoll, mögliche Nebenwirkungen deutlicher in den Fokus zu rücken. Denn Cortison führt nicht nur zu der allseits bekannten Gewichtszunahme und „Mondgesichtern", sondern auch zu Veränderungen der Schleimhäute und des Immunsystems, welches innerhalb kürzester Zeit eine Unterdrückung erfährt.

Damit werden auch die Abwehrmechanismen gedrosselt, die eine Candida-Besiedelung in Schach halten könnten, so dass sich schädliche Darmbakterien und Pilze ungehindert ausbreiten.
Wenn sich eine Cortisonbehandlung als alternativlos erweist, dann sollte parallel dazu auch die Darmgesundheit bedacht werden, indem Darmflorapräparate und evtl. Antimykotika verabreicht werden, um eine mögliche Candida-Invasion zu verhindern oder zumindest in Schach zu halten.

Diabetes mellitus

Diabetiker leben stets mit der Gefahr, dass ihre Erkrankung Folgeerscheinungen nach sich zieht. Auch eine mögliche Candida-Infektion gehört dazu, was einerseits dem eingeschränkten Immunsystem, andererseits aber auch dem erhöhten Blutzuckerspiegel geschuldet ist.

Gerade letzteres macht eine erfolgreiche und nachhaltige Beseitigung des Candidas zu einer besonderen Herausforderung, denn der hohe Zuckergehalt des Blutes liefert ständig einfach verwertbare Kohlenhydrate und damit eine optimale Nahrungsquelle für diese unliebsamen Mitbewohner.

Lt. dem Dresdner Dermatologen Prof. Claus Seebacher ist eine Candidosis intertriginosa (oberflächliche Candidose) das erste Zeichen eines noch unentdeckten Diabetes. Für den Praxisalltag bedeutet dies, dass man gerade ältere Patienten regelmäßig nach Candida-Infektionen der Haut untersuchen und falls man fündig wird, den Glukosestoffwechsel prüfen sollte., (Quelle: Journal der Deutschen Dermatologischen Gesellschaft 7 (2006)591- 595.

Hormone

Dass auch Hormone eine Candida-Besiedelung begünstigen können, wird im Praxisalltag nur wenig bedacht. Dabei kann ein veränderter Hormonhaushalt während der Schwangerschaft, Wechseljahre und Einnahme von Hormonpräparaten einen idealen Nährboden für eine Pilzinvasion bereiten.

Ein häufig auftretendes Phänomen sind wiederkehrende Scheidenpilze aufgrund von Kontrazeptiva, denn diese wirken sich negativ auf Schleimhäute aus, was die Besiedelung von Pilzen begünstigt.

Ähnliche Erfahrungen machen einige Frauen, wenn sie zur Verhütung eine Kupferspirale tragen. Hier sollte man wissen, dass Kupfer zu einer Ausbreitung des Candidas führen kann.
Man vermutet den Zusammenhang von Hormonen und Candida in einer erhöhten Zuckerverfügbarkeit der Schleimhäute, die durch die Hormonumstellung begünstigt wird.

Infektionen

Wird der Körper stetig mit Erregern konfrontiert, gegen die er sich zur Wehr setzen muss, führt dies zu einer Überlastung des Immunsystems. Dieses muss stets auf Hochtouren arbeiten und erschöpft sich nach einer Weile, was sich auch auf die Darmflora auswirkt.

Besonders die seit einigen Jahren zunehmend zu beobachtenden chronischen Virusinfektionen scheinen hier ein großes Problem darzustellen. Chronische Infektionen mit Herpes, Epstein-Barr und Zytomegalie fordern das Immunsystem ständig heraus. Da bei vielen Candida-Betroffenen erhöhte Virus-Antikörperwerte festgestellt werden, liegt der Verdacht einiger Mediziner nahe, dass das Abwehrsystem aufgrund der Virusinfektion damit überfordert ist, gleichzeitig auch noch den Candida in Schach zu halten. Interessanterweise kommt es häufig zu einer automatischen Reduzierung der Antikörperwerte verschiedener Viren, sobald eine erfolgreiche Candida-Behandlung erfolgt.

Nahrungsmittelallergien- und -intoleranzen

Bei dem Verzehr von unverträglichen Nahrungsmitteln aufgrund von Allergien oder Intoleranzen wie Laktose-, Fructose-, Histamin-, und Glutenintoleranz wird die Darmflora ständig mit Fremdstoffen attackiert, die die Immunabwehr überreagieren lassen.

Als wäre das nicht schon fatal genug, sorgt die Missachtung von Nahrungsmittelintoleranzen und -allergien auch noch für einen unvollständig verdauten Nahrungsbrei. Hieraus resultieren Gärungs- und Fäulnisprozesse, so dass die gesunden Darmbakterien ein ausgewogenes Darmfloragleichgewicht nicht mehr aufrecht erhalten können. Die Ansiedelung von Candida-Hefepilzen ist dann meistens nur noch eine Frage der Zeit.

Stress

Da der Darm eng mit dem Nervensystem assoziiert ist, wirkt sich Stress erheblich auf die Darmfunktionen aus. Hierdurch werden Verdauungsstörungen mit einhergehenden Gärungs- und Fäulnisprozessen begünstigt, die ideale Voraussetzung, um eine Darmdysbiose entstehen zu lassen.

Übergewicht

Übergewichtige Personen tragen ein besonders hohes Risiko, an oberflächlichen Hefepilzinfektionen zu erkranken. Hautbereiche, die übereinanderlappen wie etwa unter den Brüsten, Bauchfalten, Oberschenkeln oder Po begünstigen die Entstehung von feuchten Milieus – ideale Brutstätten für Pilze.

Übersäuerung

Der heutige schnelllebige, stressbelastete Lebenswandel kombiniert mit Fast Food und nährstoffarmer Ernährung begünstigt die Übersäuerung des Körpers, was wiederum zu verschiedenen körperlichen Beeinträchtigungen führt. Säurebildende Faktoren wie insbesondere Stress, Alkohol, Zucker, Rauchen und Kaffee sollten auf ein Minimum reduziert werden.
Weitere Informationen erhalten Sie im Kapitel „Säure-Basen-Haushalt".

Umweltgifte

Durch Umweltgifte wie beispielsweise Schwermetalle, Pestizide, Lösungsmittel, Herbizide und Formaldehyd wird der Organismus auf vielfältige Weise geschwächt. Besonders das Immunsystem und der Darm werden stark in Mitleidenschaft gezogen. So stehen Dentalstoffe wie Amalgam und Palladium unter Verdacht, Candida-Infektionen zu forcieren.

Schwermetalle als Ursache von Candida

Bei einer hartnäckigen oder stetig wiederkehrenden Candida-Infektion ist es für einen durchschlagenden Therapieerfolg unerlässlich, die Ursache herauszufinden. Weit verbreitet, aber dennoch weitgehend unbekannt ist eine chronische Schwermetallvergiftung, die viele gesundheitliche Beeinträchtigungen auslösen kann, besonders häufig ist eine Candida-Infektion anzutreffen.

Gerade für Personen mit einer bislang therapieresistenten Candida-Infektion bedeutet dieser Zusammenhang oft nach langer Leidenszeit endlich die Erklärung ihres Problems.

Dass die Ursache von Candida-Infektionen in Verbindung mit Schwermetallen stehen kann, hat seinerzeit bereits der ärztliche Leiter der Schweizer Paracelsus-Klinik in Lustmühle bei St. Gallen, Dr. Thomas Rau, in mehrjährigen Forschungen entdeckt. Bei zahlreichen Untersuchungen von Candida-Betroffenen wurden Schwermetallbelastungen festgestellt, insbesondere lag immer ein hoher Quecksilberwert zugrunde, aber auch Schwermetalle wie Palladium, Gold, Nickel, Zinn, Blei und Kupfer waren relevant.

Schwermetalle und Candida haben eine enge Verbindung zueinander. Dort, wo Schwermetalle angesiedelt sind, ist Candida nicht mehr weit und meistens ist es auch umgekehrt. Dr. Rau geht aufgrund seiner Studien soweit, dass er Krankheitssymptome, die vielfach dem Candida zugeschrieben werden, auf eine Schwermetallvergiftung zurückführt.

Solange Schwermetalle im Körper vorhanden sind, kann der Candida nicht auf Dauer erfolgreich beseitigt werden. Durch Schwermetalle entsteht ein energiearmes Milieu, indem sie zelluläre Atmungsvorgänge blockieren, ein Milieu, was ursächlich für immer wieder gescheiterte Candida-Therapien angesehen wird.
Die mehrjährigen Forschungsarbeiten von Dr. Rau belegen außerdem, dass der Candida nicht ausschließlich ein schädlicher Mitbewohner des Darms ist, als der er immer dargestellt wird. Während einer Schwermetallbelastung sind Candida-Pilze nämlich eine wichtige Hilfestellung und ein natürlicher Schutz für den Organismus, um diesen vor potentiellen Schäden der Schwermetalle zu schützen. Desweiteren wird den Pilzen zugeschrieben, dass sie die Ausleitung von Schwermetallen unterstützen. Dies geschieht, indem der Candida Schwermetalle bindet und sie über den Darm und den

anschließenden Stuhlgang ausführt. So schützt der Candida einerseits den Körper, andererseits produziert er aber auch selbst weitere Giftstoffe (Mykotoxine), die den Organismus belasten können, also eine Medaille mit zwei Seiten.

Während der Schweizer Studie wurden auch Personen untersucht, die keine Symptome hatten. Das Ergebnis war einmalig und beeindruckend zugleich, weil dieser Aspekt in der Vergangenheit noch nie untersucht worden war: bei den Probanden, bei denen eine Candida-Infektion festgestellt wurde, lag gleichzeitig auch eine hohe Belastung mit Schwermetallen wie Quecksilber und Zinn vor.

Aufgrund der Forschungsergebnisse kommt Dr. Rau zu dem Fazit, dass die klassischen antimykotischen Therapien kontraproduktiv sein können: „Der natürliche Schutz gegen Schwermetallbelastung wird dadurch vernichtet, und beim Abtöten werden massiv Gifte, Zerfallsprodukte der Pilze und zuvor gebundene Quecksilberkomplexe im Körper freigesetzt."

Nach der Ausleitung der Schwermetalle verschwindet nach den Erfahrungen von Dr. Rau der Candida dann ganz automatisch. Solange die Belastung jedoch besteht, ist es nicht dauerhaft möglich, die Pilze zu eliminieren, sondern sie können lediglich halbwegs in Schach gehalten werden.

Dass Pilze Schwermetalle binden können, hat man übrigens schon vor mehreren Jahrzehnten in der Industrie entdeckt und für verschiedene Zwecke genutzt. Der Universität Zürich gelang es mit Hilfe von Pilzen, Schwermetalle aus der Filterasche von Müllverbrennungsanlagen zu entfernen. In den USA werden „Pilzcocktails" in stillgelegten Bergwerken eingesetzt, in denen noch Restbestände aus Metallen erwirtschaftet werden sollen. Aus der Pilzlösung, die das schwermetallhaltige Bergwerkgestein durchläuft, können anschließend die gewünschten Metalle herausgefiltert werden.

Aufgrund der Symbiose von Schwermetallen und Candida sollte bei einem Verdacht auf eine Hefepilzinfektion nach möglichen Schwermetallbelastungen gesucht werden. Dies kann z. B. durch einen DMPS-Test oder EDTA-Test erfolgen, den entsprechend geschulte Therapeuten und insbesondere Umweltmediziner durchführen.

Die Quellen für Schwermetallbelastungen bei Menschen sind sehr vielfältig.
Wenn Ihr Therapeut noch nicht gefragt hat, welchen Beruf Sie ausüben, oder in welcher Umgebung sie wohnen (z. B. in der Nähe von Autobahn, Flug-

hafen, Müllverbrennungsanlage, Krematorium), dann beantworten Sie sich selbst diese Frage und machen sich Gedanken.

Wir alle leben am Rande einer Bleivergiftung, denn innerhalb der letzten 100 Jahre hat der Bleigehalt in unserem Körper um mehr als fünfhundertfach zugenommen. Auch die anderen Belastungen mit Schwermetallen sind dramatisch, wenn man sich die folgenden Daten anschaut:

Jährliche Belastung der Luft in Deutschland/Jährliche Belastung der Nordsee *Quelle: BUND*

(Anlieger)
6.200 t Bleiverbindungen / 60.000 t Quecksilber
4.200 t Zink / 40.000 t Kupfer
4.000 t Quecksilber / 30.000 t Zink
2.000 t Cadmium / 5.000 t Chrom / 4.500 t Blei / 950 t Arsen

Wie diese Zahlen zeigen, besteht die größte Belastung durch Quecksilber. Dabei beziehen sich diese Erhebungen lediglich auf Belastungen der Luft, nicht berücksichtigt wird jedoch die weitaus wichtigere Quelle in Form von Amalgamfüllungen. Dieser hochtoxische Dentalfüllstoff steht schon seit Jahrzehnten in der Diskussion und ist offensichtlich ein „heißes Eisen".

In vielen Ländern ist Amalgam schon lange verboten, aber in Deutschland wird es immer noch sorglos und auf Kassenrezept verwendet. Dabei ist Amalgam leider nicht so harmlos, wie es vielfach dargestellt wird. Viele Erkrankungen hängen mit einer Schwermetallvergiftung und insbesondere Quecksilber zusammen. Erst wenn die Schwermetalle ausgeleitet werden, kann der Patient gesünder werden, so auch bei einer Candidose. Lesen Sie hierzu auch das Kapitel „Amalgamentfernung und Schwermetallausleitung".

Therapiemöglichkeiten

In der Regel besteht eine erfolgversprechende Therapie immer aus mehreren Bausteinen wie einer Anti-Pilz-Ernährung sowie Antipilz- und Darmflorapräparaten. Nur in dieser Kombination wird die Therapie von nachhaltigem Erfolg gekrönt sein. So ist weder eine alleinige Ernährungsumstellung ausreichend, noch eine alleinige medikamentöse Behandlung.

Unverzichtbar ist dabei die Berücksichtigung individueller Umstände, nur eine exakt auf den Patienten abgestimmte Therapie ist erfolgversprechend. Während beispielsweise bei dem einen Betroffenen die Kombination mit homöopathischen Substanzen am besten greift, erreicht man bei anderen den endgültigen Therapiedurchbruch erst mit systemisch wirkenden Antimykotika.

Je schwerwiegender und komplexer sich eine Candida-Infektion zeigt, umso umfangreicher und langfristiger muss eine entsprechende Behandlung ausfallen.

Nachfolgend erfahren Sie die gängigsten Behandlungsmöglichkeiten.

Ernährung — Antipilzdiät

Die Basis jeder Therapie ist es, eine pilzfeindliche Lebensweise herzustellen. Diese besteht aus einer Ernährungsweise, die dem Pilz die Nahrungsgrundlage entzieht.

Hilfreich ist ein reichlicher Verzehr an Pflanzenfasern. Damit werden die Hefenester im Darm auf mechanischem Weg beseitigt. Gemüse, Salat und Sauerkraut sind hier hervorragende Darmaufräumer.

Die Hauptnahrung des Candida ist Zucker, diesen gilt es somit unbedingt zu meiden, weil alle anderen Therapien sonst erfolglos bleiben. Verboten sind alle Speisen mit Zucker, Fruchtzucker, Honig, süßem Obst und Alkohol. Aber auch hefehaltige Lebensmittel wie Hefebackwaren, vegetarische Brotaufstriche und Gemüsebrühe müssen gemieden werden. Vom Speiseplan gestrichen werden außerdem kohlenhydratreiche Nahrungsmittel wie weißer Reis und Weißmehlprodukte. Die tägliche Kohlenhydratzufuhr darf 100 g nicht überschreiten.

Konservierungsmittel, die häufig mit einer E-Nummer gekennzeichnet sind, sollten ebenfalls nicht verzehrt werden. Diese sind dafür vorgesehen, Lebensmittel haltbar zu machen, indem das bakterielle Wachstum gebremst wird. Leider richten sich die Konservierungsstoffe auch gegen die gesunden Darmbakterien, vernichten sie und verhindern eine Regeneration der Darmflora. Damit wird dem Pilz hervorragende Schützenhilfe geboten.
Und zu guter Letzt, aber das versteht sich eigentlich schon von allein - angefaulte Nahrung sollte ebenfalls nicht verzehrt werden. Es hilft auch nicht,

wenn eine augenscheinlich befallene Stelle herausgeschnitten wird, denn der Pilz hat längst seine Sprossen in dem Lebensmittel verteilt. Nahrungsmittel, die bei einer Antipilzdiät möglich oder nicht erlaubt sind, finden Sie im Kapitel „Antipilzdiät – die Basis der Candida-Therapie".

Pre- und Probiotika

Probiotika

Wie bereits mehrfach erwähnt, liegt bei einer Candida-Infektion immer eine gestörte Darmflora zugrunde. Damit der Candida in seine Schranken gewiesen werden kann, ist die Anwesenheit von nützlichen Darmbakterien in großen Mengen unverzichtbar.

Darmbakterien wie Lactobacillus Acidophilus, Bifidusbacillus bifidum und Lactobacillus bulgaricus und weitere Arten der Laktobazillenfamilie sind in der Lage, dem Candida seinen Platz streitig zu machen.

Neben der Bekämpfung des Candidas mit Antimykotika ist also auch eine Aufforstung der Darmflora für eine erfolgreiche Therapie entscheidend. Dieses geschieht hauptsächlich mit Darmflorapräparaten, die die Milchsäurebakterien Bifidobakterien und Laktobazillus enthalten und als Probiotika bezeichnet werden.

Das Angebot entsprechender Präparate ist mittlerweile sehr groß, umso schwerer ist es für den Laien, die wirklich nützlichen und qualitativ hochwertigen Produkte herauszufinden. Besonders beachten sollte man beim Kauf von Probiotika die Anzahl der Bakterien, die in einer Tagesportion enthalten sind, so beinhalten hochwertige Präparate mindestens 2 Milliarden Keime aus möglichst vielen verschiedenen Bakterienstämmen.

Die Bakterien sind gefriergetrocknet und müssen in der Lage sein, magensaft- und gallensäureresistent zu sein, damit sie unbeschadet den Darm erreichen. Allerdings gibt es diverse Probiotika, die die Magen-, Gallen- und Dünndarmpassage nicht lebend überstehen und durch Magen- oder Gallensäure zerstört werden. Die Einnahme von Probiotika ist für die gesamte Dauer der Pilzbehandlung zwingend. Es empfiehlt sich, die Einnahme im

Anschluss daran um weitere 3 Monate auszudehnen. Bei einer schwer geschädigten Darmflora ist von einer noch längeren Einnahmedauer von bis zu 1,5 Jahren auszugehen. Bei hartnäckigen Fällen und bei bestimmten Personengruppen (z. B. bei Pyrrolurie) empfiehlt sich eine langfristige Einnahme, einige Empfehlungen gehen hier sogar von lebenslang aus.

Prebiotika (Präbiotika)

Prebiotika wie Inulin und Oligofructose gehören zu den natürlichen Ballaststoffen und sind unverdaulich. Sie kommen in vielen Gemüse- und Obstsorten vor wie Chicorée, Knoblauch, Spargel, Zwiebeln, Milch und Joghurt.

Da Inulin und Oligofructose gute Nährstoffe für die im Darm vorhandenen gesundheitsfördernden Bakterien sind, macht man sich diese Eigenschaft auch in Darmflora-Präparaten zunutze. So gelingt es, das Wachstum der natürlichen und zugeführten probiotischen Bakterien zu unterstützen und schädliche Darmbakterien zu verdrängen. Zudem können Inulin und Oligofructose den pH-Wert im Dickdarm senken. Dieser Mechanismus wurde bereits in mehreren wissenschaftlichen Studien belegt.

Achtung: Inulin und Oligofructose sind für Personen mit einer Fructose-intoleranz nicht oder nur in geringen Mengen verträglich!

Antimykotische Mittel von A - Z

Die Auswahl an antimykotischen Mitteln ist heutzutage sehr umfangreich und reicht von natürlichen Substanzen in Form von Kräutern, Tees und Nahrungsergänzungsmitteln über frei verkäufliche apothekenpflichtige Präparate bis hin zu verschreibungspflichtigen Medikamenten.

Welche Präparate eingesetzt werden, ist vom Einzelfall abhängig. Bei einer leichten Infektion und einem starken Immunsystem reichen in der Regel natürliche Substanzen aus. Bei einer schwerwiegenderen Infektion sind verschreibungspflichtige Antimykotika meistens unvermeidbar. Diese können jedoch stark leberbelastend sein und sollten nur über einen Zeitraum von maximal 3 Wochen eingenommen werden. Bei derartigen Medikamenten ist eine regelmäßige Kontrolle der Leberwerte anzuraten.

Ähnlich wie bei Antibiotika erfolgt die Verschreibung von Antimykotika leider auch allzu oft nach einem Gießkannenprinzip. Demnach wird ein breit wirksames Medikament verabreicht, ohne dass zuvor die genaue Hefepilzart identifiziert wird. Erfahrene Therapeuten gehen inzwischen immer mehr dazu über, vor der Festlegung von Antipilzmitteln die genaue Pilzart herauszufinden, um anschließend passgenaue Präparate zu verordnen.

Hierfür wird in spezialisierten Laboren eine Pilzdifferenzierung mit anschliessendem Antimykogramm durchgeführt, anhand dessen deutlich wird, auf welche Präparate die Pilze sensibel reagieren oder resistent sind. Dies erspart nicht nur frustrierendes Ausprobieren, sondern auch so manche unnötige Geldausgabe. Denn je nach Präparat erfolgt keine Kostenübernahme durch die gesetzlichen Krankenkassen.

Damit eine erfolgreiche und nachhaltige Pilzbehandlung möglich wird, sind eine Ernährungsumstellung auf zucker- und kohlenhydratarme Lebensmittel sowie ein Aufbau der Darmflora unverzichtbar. Eine alleinige medikamentöse Behandlung wird ansonsten nur einen kurz anhaltenden Erfolg bringen.

Zwar stellt sich bei einigen Antimykotika eine schnelle Verbesserung der Symptome ein, wenn jedoch keine weiteren Maßnahmen ergriffen werden, die die Darmflora zurück in ihr gesundes Gleichgewicht bewegen, wird die Freude nur von kurzer Dauer sein.

Albicansan®

Albicansan® ist ein homöopathisch wirkendes Candida-Präparat der Firma Sanum-Kehlbeck.

Es kommt bei oberflächlichem Candida-Befall sowie bei Darmpilzen zum Einsatz. Häufig geschieht dies in Kombination mit weiteren Präparaten wie unter anderem Pefrakehl®. Es wird in verschiedenen Darreichungsformen angeboten wie Tropfen, Salben und Kapseln.

Aloe Vera

Aloe Vera ist seit jeher eine immunfördernde Pflanze, die aufgrund ihrer antimikrobischen Aktivitäten gegen Pilze und Bakterien geschätzt wird. Sie kann bei einer Candida-Behandlung unterstützend eingesetzt werden und trägt zur Reduzierung von Bakterienfäulnis und Erhöhung der Eiweißverdauung bei. All das führt dazu, dass Pilze, Bakterien, Parasiten und sogar Viren zurückgedrängt werden können.

Möglich sind die vielfältigen gesundheitsfördernden Eigenschaften der Aloe Vera durch die über 160 enthaltenen wertvollen Wirkstoffe. Zu diesen gehören Enzyme, Vitamine und Aminosäuren, aber auch das sogenannte Acemannan.

Dieses gilt bei Kennern als der wertvollste Inhaltsstoff der Aloe Vera, denn er ist in der Lage, antimykotisch, antibakteriell und antiviral zu wirken. Bis zur Pubertät wird Acemannan vom Körper selbst hergestellt, doch lässt ab dem Teenageralter die Produktion kontinuierlich nach, so dass eine Zufuhr von außen notwendig wird.

Damit Aloe Vera den größtmöglichen Nutzen bringt, ist die individuell tolerierbare Dosierung zu beachten, zumal zu hohe Dosierungen leicht abführend wirken.

Amphotericin B

Amphotericin B ist ein verschreibungspflichtiges Medikament, das ähnlich wie Nystatin nur örtlich im Darm wirkt. Somit ist Amphotericin B nicht in der Lage, die Darmschleimhaut zu durchdringen und eine systemische Mykose zu therapieren.

Amphotericin B kommt häufig dann zum Einsatz, wenn zuvor mit Nystatin keine erfolgreiche Behandlung erreicht werden konnte.

Caprylsäure

Caprylsäure (Octansäure) ist die umgangssprachliche Bezeichnung für Carbonsäure. Sie ist eine gesättigte Fettsäure, die bei der Behandlung von Pilzinfektionen und der Herstellung von antiseptischen Arzneimitteln verwendet wird. Sie ist mit einem hohen Anteil in Kokosöl (8 %) enthalten, was einer der Gründe ist, warum Kokosöl ein beliebter Bestandteil einer Antipilzdiät ist. Caprylsäure kommt von Natur aus auch im Darmtrakt vor, wo sie von der Darmflora produziert wird. Voraussetzung ist allerdings eine intakte Darmflora, die bei einer Candida-Infektion ja nicht vorhanden ist.

Caprylsäure ist als Nahrungsergänzungsmittel frei verkäuflich und verfügt über eine gute Verträglichkeit mit nur seltenen allergischen Reaktionen.

Exmykehl®

Exmykehl® ist ein homöopathisch wirkendes Mittel der Firma Sanum-Kehlbeck und wird bei Darmmykosen, Vaginalmykosen und Prostatahypertrophie verwendet. Im Präparat sind mehrere antimykotisch wirksame Substanzen kombiniert enthalten wie Candida albicans, Candida parapsilosis und Penicillium roquefortii.

Die Tropfen (D5) eignen sich zum Einnehmen und Einreiben auf betroffene Stellen oder in die Ellenbeuge.
Zäpfchen (D3) können anal oder vaginal genutzt werden. Sie enthalten Laktose und sind bei einer Laktoseintoleranz meistens nicht verträglich.

Fluconazol

Wenn eine Candida-Infektion hartnäckig, wiederkehrend und/oder systemisch ist, sind besonders stark wirksame Antipilzmittel eine unvermeidliche Behandlungsmaßnahme. In diesen Fällen und auch, wenn andere Präparate bei der Pilzbekämpfung nicht erfolgreich waren, kommt Fluconazol zum Einsatz, ein vom Arzt zu verschreibendes Medikament.

Dieses ist in der Lage, die Darmschleimhaut zu passieren und wirkt somit nicht nur lokal im Darm. Dies ist wichtig bei der Behandlung eines Pilzbefalls der inneren Organe.
Fluconazol ist ein sehr starkes Medikament und birgt ein gewisses Risiko an Nebenwirkungen. Bei bestimmten Indikationen kommt es daher gar nicht zum Einsatz, so auch nicht während der Schwangerschaft und Stillzeit. Kinder und Jugendliche unter 16 Jahren dürfen es nur einnehmen, wenn keine anderen Behandlungsmöglichkeiten zur Verfügung stehen. Die Präparate können Laktose enthalten, sind also bei einer Laktoseintoleranz meistens nicht verträglich.

Als mit Fluconazol vergleichbar gelten Präparate, die Itraconazol und Krokonazol als Wirkstoff enthalten.

Wichtig zu wissen ist, dass eine Behandlung von Darmpilzen nicht allein mit Fluconazol gelingen wird! Ergänzend ist immer ein im Darm nicht resorbierbares Präparat angezeigt wie z. B. Amphotericin B. Desweitern ist auch die Aufforstung von gesunden Darmbakterien unverzichtbar.

Fortakehl®

Fortakehl® ist ein homoöpathisches Candida-Mittel der Firma Sanum-Kehlbeck.

Auf der Basis des Wirkstoffs Penicillium roquefortii wird Fortakehl bei Darm-, Vaginal- und Hautmykosen sowie zum Symbioseaufbau bei einer Dysbakterie und Darmschleimhautentzündung eingesetzt.

Wichtig zu wissen ist, dass es keine Penicillinsäure enthält und diese auch nicht herstellt. Insofern ist es kein Antibiotikum, so dass keine Gefahr für die guten Darmbakterien besteht.

Die Wirksamkeit wird von Anwendern sehr unterschiedlich beschrieben, demnach scheinen leichtere Candida-Infektionen gut behandelbar, chronische hingegen nicht. In diesen Fällen wird empfohlen, Fortakehl® zusätzlich zu anderen Behandlungsmaßnahmen zu verabreichen.

Fortakehl® ist als Tropfen (D5), Ampullen (D5 oder D6), Tabletten (D5, Basis ist Kartoffelstärke) Kapseln (D4) und Zäpfchen (D3) erhältlich.

Grapefruitkernextrakt (GKE)

Folgende Ausführungen zum Thema Grapefruitkernextrakt hätten bis zum Jahr 2011 folgendermaßen lauten können:

„Als eines der gängigsten Mittel gegen Candida gilt seit vielen Jahren Grapefruitkernextrakt, auch als GKE bezeichnet. Naturvölker verwendeten es schon vor Jahrhunderten bei der Behandlung unterschiedlichster Infektionen.

Heutige wissenschaftliche Erkenntnisse gehen bis in die 1960-er Jahre auf den Immunologen Dr. Jakob Harich zurück. Dieser entwickelte seinerzeit ein gesondertes Verfahren das als „antimicrobal grapefruit extract" patentiert wurde. Hierbei wurden bestimmte Substanzen des Grapefruitkernextraktes extrahiert und zu einer einzelnen neuen zusammengefügt.

Grapefruitkernextrakt verfügt über eine außerordentliche Wirksamkeit gegen Hefepilze, und soll in der Lage sein, bei über 100 verschiedenen Pilzarten zu wirken.

Der Wirkmechanismus wird darauf zurückgeführt, dass es die Zellwände von Pilzen, Parasiten, Viren und Bakterien angreift. Dabei werden die Zellwände derart beeinträchtigt, dass die Erreger keine Nährstoffe mehr aufnehmen können und quasi vor vollen Tellern verhungern. Da nur schädliche Bakterien angegriffen werden, bleibt die Darmflora verschont.

Die Verträglichkeit von Grapefruitkernextrakt wird als sehr gut beschrieben, auch von Nebenwirkungen ist nichts bekannt. Vorsicht ist geboten bei Allergien auf Zitrusfrüchte, desweiteren sollte die vom Hersteller beschriebene Dosierung natürlich nicht überschritten werden.

Es kann äußerlich (z. B. beim Nagelpilz) oder innerlich angewendet werden. Da bisher keine Resistenzen von Pilzen festgestellt wurden, eignet sich GKE auch für eine langfristige Einnahme. GKE gibt es in Tablettenform oder als Flüssigextrakt."

Aufgrund veränderter rechtlicher Umstände entsprechend geltender EU-Verordnungen sind Grapefruitkernextrakte in oben beschriebener Art und Weise inzwischen **nicht** mehr als Nahrungsergänzungsmittel oder Lebensmittelzusatzstoff zugelassen. Desweiteren sind entsprechende Produkte weder Medizin- noch Verzehrprodukte, so dass keine Empfehlung für orale Einnahmen mehr gegeben werden dürfen.

Erhältlich sind Produkte stattdessen als Mittel für Desinfektions- und Reinigungszwecke oder Luftzerstäuber.
Grundlage der veränderten gesetzlichen Lage bildet ein im Jahr 2002 verfasster Erlass, nach dem nur noch Substanzen zur Einnahme zugelassen werden, die in dem sogenannten „Codex-Alimentarius" aufgeführt sind. Kritiker gehen davon aus, dass hier federführend namhafte Pharmakonzerne beteiligt waren.

Knoblauch

Wenn es darum geht, das perfekte Anti-Candida-Lebensmittel zu nennen, dann ist es zweifelsohne der Knoblauch, der nicht ohne Grund seit jeher auch als Wunderknolle und natürliches Antibiotikum bezeichnet wird.

Knoblauch verfügt über vielfältige gesundheitsfördernde Eigenschaften, die sich seinerzeit schon die alten Griechen, Römer und Chinesen zunutze machten wie etwa bei der Behandlung von Pest und Pocken, Infektionen, Wunden und Geschwüren. Von den alten Ägyptern ist bekannt, dass sie den Knoblauch als Heiligtum verehrten.

Möglich sind die vielfältigen Wirkmechanismen des Knoblauchs durch die fungiziden, antibakteriellen, krampflindernden und immunstärkenden Eigenschaften, die sich insbesondere im Darm entfalten. Hier sorgt Knoblauch zudem für eine Reduzierung von Gärungsprozessen und Fäulnisbakterien.

Hauptsächlich wird dies auf die im Knoblauch enthaltene Schwefelverbindung Allicin zurückgeführt, welche über eine starke antibakterielle Wirkung verfügt. Darüber hinaus sind im Knoblauch auch diverse wichtige Nährstoffe enthalten wie die Vitamine A, B und Z, Magnesium, Calcium, Eisen und Zink.

Frischer Knoblauch ist immer Tablettenvariationen vorzuziehen, da das Allicin äußerst instabil ist und die Wirkung schnell nachlassen kann.

Am besten ist es, morgens auf nüchternen Magen eine Knoblauchzehe roh zu essen, indem diese gründlich zerkaut wird. Wem der Geruch eine zu große Überwindung bedeutet, kann den Knoblauch möglichst klein schneiden und ohne zu kauen herunterschlucken.

Man kann die zerkleinerte Knoblauchzehe auch in ein sehr wirkungsvolles Getränk mixen: ein Glas stilles Wasser wird mit dem Saft einer halben ausgepressten Zitrone, 2 TL Olivenöl und 3 zerkleinerten rohen Knoblauchzehen gemischt. Auf nüchternen Magen wird das Glas möglichst zügig geleert.

Auch durch knoblauchhaltige Mahlzeiten kann man sich die gesundheitsfördernden Eigenschaften des Knoblauchs zunutze machen. Allerdings besteht auch hier die Gefahr, dass die Verarbeitungsprozesse zu Einbußen der Wirksamkeit führen. Beim Kochen verliert der Knoblauch bis zu 40% seiner Effektivität, und um das zu verhindern, sollte man den Knoblauch erst zum Schluss zugeben.

So effektiv und überzeugend sich Knoblauch bei der Unterstützung der Gesundheit auch zeigen kann, so schrecken dennoch einige Menschen aufgrund der gefürchteten Knoblauchfahne zurück. Es gibt hier kein hundertprozentiges Allheilmittel, aber geruchslindernde Eigenschaften werden Koriander, Ingwer, Petersilie und grünem Tee nachgesagt.

Ansonsten ist es häufig auch eine Frage des Leidensdrucks. Wer nämlich schon zig vergebliche Versuche hinter sich hat, den Candida dauerhaft loszuwerden, der ist irgendwann auch bereit, größere Herausforderungen (etwa eine Knoblauchfahne) in Kauf zu nehmen.

Kokosöl

Nicht ohne Grund hat sich die Caprinsäure inzwischen als ein probates Mittel bei der Behandlung von Hefepilzen des Magen-Darmtraktes etabliert. So wurde die antimykotische Wirksamkeit von Kokosöl längst mehrfach wissenschaftlich untersucht, und die darin enthaltene Caprinsäure brachte besonders überzeugende Ergebnisse hervor.

Zahlreiche heute erhältliche Anti-Candida-Präparate enthalten Caprinsäure entweder als Einzelsubstanz oder in Kombination mit weiteren antimykotischen Substanzen. Desweiteren ist hinsichtlich des Candidas die immununterstützende Eigenschaft von Kokosöl von Interesse. Hier ist nicht nur die Caprinsäure beteiligt, sondern auch die Laurinsäure. Neben den Fettsäuren tragen auch die enthaltenen Enzyme dazu bei, dass Kokosöl sehr effektiv zur Unterstützung des Immunsystems eingesetzt werden kann. Den Enzymen wird nachgesagt, dass sie in der Lage sind, diverse Viren wie etwa Herpes, Influenza und Masern abzutöten.

Kollodiales Silber

Die Heilwirkung von Silber ist schon seit mehreren tausend Jahren bekannt, sei es im alten Ägypten, frühen China, Indien oder Persien. Auch hierzulande bekannte Heiler und Ärzte wie Hildegard von Bingen und Paracelsus verwendeten Silber bei der Behandlung verschiedenster Krankheiten.
Silber war bis 1938 eine der wichtigsten Substanzen, um Infektionen unterschiedlichster Art zu behandeln. Demnach wurde es als ein weit verbreitetes „natürliches Antibiotikum" von vielen Ärzten in ganz Europa eingesetzt.

Dies änderte sich schlagartig mit der Entdeckung von Antibiotika. Kurzum stürzte sich die Medizin auf dieses vermeintliche „Allheilmittel", das sich im Gegensatz zu Silber patentieren ließ und damit für die pharmazeutischen Hersteller wirtschaftlich wesentlich attraktiver erschien.

Durch den einstigen Antibiotika-Siegeszug wurde Silber als Therapeutikum zunehmend verdrängt und geriet fast in Vergessenheit. Doch jüngste Erfahrungen mit Antibiotika zeigen zunehmend auch dessen Schattenseiten, so dass das Interesse an Alternativen stark zugenommen hat. Hier kommt Silber in seiner kollodialen Form eine besondere Bedeutung zu, was nicht verwundert, soll es immerhin über 600 Krankheitserreger in nur wenigen Minuten abtöten können. Die im kollodialen Silber enthaltenen elektrisch geladenen Silberteilchen im Wasser sind extrem klein und können infolgedessen den Körper bis in die letzte Zelle erreichen.

Während durch Antibiotika nicht nur krankmachende, sondern auch gesundheitsfördende Bakterien eliminiert werden, geschieht dies bei Silber nicht. Kollodiales Silber wirkt wie ein Breitband-Antibiotikum und tötet einzellige Bakterien, Pilze und Viren ab, ohne dass die gesunden und lebensnotwendigen Bakterien angegriffen werden und es dadurch zu einer Schwächung des Immunsystems kommt.

Außerdem ist es in der Lage, gesundheitsfördernd zu wirken. So hat man eine stark beschleunigte Gewebeheilung von über 50% und eine Förderung des Knochenwachstums beobachtet. Darüber hinaus können allergische Reaktionen abgemildert werden, was auf eine Unterdrückung der Histaminausschüttung zurückgeführt wird.

Bei kollodialem Silber gibt es gravierende Qualitätsunterschiede. Man sollte darauf achten, dass es sich bei dem Produkt nicht um ionisches Silber handelt, welches häufig auch als kollodiales Silber oder Elektrokolloid bezeichnet wird.

Silber in ionischer Form soll nicht in der Lage sein, die unerwünschten Erreger abzutöten, weil es sich einen Bindungspartner sucht und damit die wirkungsvollen Eigenschaften verloren gehen sollen. Das hierbei entstehende Silberchlorid gilt als eine Verbindung, die der menschliche Organismus nur noch sehr schwer ausscheiden kann.

Ionisches Silber erkennt man oft schon am auffallend günstigen Preis, aber auch an der Farbe, die entweder leicht gelblich oder klar wie Wasser ist.
Es ist wesentlich einfacher herzustellen und daher deutlich preiswerter als das gesundheitlich wertvoller geltende kollodiale Silber.

Kollodiales Silber wird aus destilliertem Wasser in Verbindung mit hochwertigen Silberelektroden hergestellt, die Silberdichte wird in ppm oder mg/l angegeben.

Wenn es um die Beseitigung von Pilzen, Bakterien und Viren geht, wird das kollodiale Silber in Wasser vermengt 2 bis 3-mal täglich auf nüchternen Magen getrunken. Die Anwendung von kollodialem Silber erfolgt kurweise, so dass es z. B. nach einer erfolgreichen Candidabeseitigung abgesetzt wird.
Die jeweiligen Anwendungsempfehlungen des Herstellers sind jeweils zu beachten!

Lapachotee

Lapachotee wird aus der inneren Rinde der gleichnamigen roten Lapachobäume gewonnen, die in Mittel- und Südamerika beheimatet sind und bis zu 700 Jahre alt werden. Schon die seit Jahrtausenden ansässigen Inkas verwenden Lapachotee seit jeher zur Behandlung zahlreicher Erkrankungen.

Lapachotee verfügt über viren- und bakterientötende Wirkstoffe. Zudem kann er Hefepilze verdrängen und den Darm entgiften, das Immunsystem stärken und die Verdauung ankurbeln. Insofern verfügt Lapachotee gleichsam über mehrfache wertvolle Eigenschaften bei der Behandlung von Hefepilzen.

Die vielfältige Wirkung wird auf die Inhaltsstoffe Lapachon und Lapachol zurückgeführt, von denen gesundheitsfördernde Eigenschaften bekannt sind und die zu den antibiotischen Naphthochinon-Verbindungen gehören. Darüber hinaus enthält Lapachotee wertvolle Mineralstoffe wie Mangan, Magnesium, Eisen, Kalium, Kupfer und Kalzium.

Beim Kauf sollte man darauf achten, dass der Tee aus der Baumrinde gewonnen wurde, da nur darin die wertvollen Inhaltsstoffe enthalten sind. Lapachotee ist leicht rötlich, was auf die rote Baumrinde zurückzuführen ist. Er schmeckt leicht erdig und süßlich und verfügt über eine sehr gute Verträglichkeit, weil er kein Koffein und nur wenige Gerbstoffe enthält. Somit ist er sogar für viele Allergiker bekömmlich.

Nystatin

Wenn es einen Klassiker in der Pilzbehandlung gibt, dann ist es mit Abstand der Wirkstoff Nystatin. Entsprechende Präparate sind apothekenpflichtig, aber rezeptfrei erhältlich.

Nystatin gilt als ein sanftes Mittel, wirkt nur im Verdauungstrakt und gelangt nicht in die Blutbahn. Geht es also um einen Candida, der sich auf den Verdauungstrakt oder die Mundhöhle beschränkt, dann kann Nystatin sehr zuverlässig wirken. Systemische Hefepilze hingegen erreicht man hiermit nicht. Erfreulicherweise ist Nystatin sehr nebenwirkungsarm und ist gegenüber Bakterien nahezu wirkungslos, so dass gesunde Darmbakterien keinen Schaden erleiden.

Nystatin ist deshalb so effektiv, weil es die Hefepilze abtötet. Dies geschieht, indem Nystatin die Außenwand der Pilzzellen durchlässig macht. Hierdurch werden den Pilzen lebensnotwendige Substanzen genommen und durch fremde ersetzt. Hierdurch kommt es zum Platzen oder Zusammenfallen der Pilzzellen.

Nystatinhaltige Medikamente gibt es als Tabletten, Salben und Suspensionen. Letztere werden für die Behandlung der Mundhöhle, des Rachenraums und der Speiseröhre eingesetzt und das in der Regel in Kombination mit Tabletten.

Die Behandlung der Mundhöhle wird im Praxisalltag häufig vernachlässigt, obgleich diese mitbetroffen ist, wenn Pilze im Darm vorhanden sind. Während

Tabletten nur im Darm wirken, erreicht die Suspension die Mundhöhle bis hinunter zum Magen.

Sie wird nach jedem Zähneputzen eingesetzt, indem der Mund damit gespült wird. Die Suspension sollte also nicht sofort geschluckt, sondern durch die Zähne gezogen und möglichst lange im Mund behalten werden.

Erfolgt die Therapie der Mundhöhle nicht, ist ein Rückfall schon fast vorprogrammiert, denn vom Mund aus breiten sich die Pilze ruckzuck erneut wieder über den gesamten Verdauungstrakt hinweg aus.

Der Pilzbefall kann auch den After betreffen, was sich durch Rötungen und Juckreiz zeigt. In diesen Fällen kommt Nystatin-Salbe zum Einsatz.

Olivenblattextrakt

Olivenblätter werden seit jeher für vielfältige medizinische Zwecke eingesetzt, besonders wenn es um Erkältungen, Fieber und Halsschmerzen geht. Schon in der Bibel wurde der Olivenbaum als der „Lebensbaum" bezeichnet.

In der heutigen Naturheilkunde gilt Olivenblattextrakt als ein stark wirksames natürliches Antipilzmittel und wird häufig bei Candida-Infektionen eingesetzt, und das sogar bei zuvor therapieresistenten Fällen. Interessant ist auch die Tatsache, dass Olivenblattextrakt nicht nur das Wachstum von Candida stoppen kann, sondern die Pilze außerdem absterben.

Möglich wird dies durch den in Olivenblättern enthaltenen Hauptwirkstoff Oleuropein. Von diesem wird angenommen, dass er über einen starken antibakteriellen Mechanismus verfügt und dadurch Olivenbäume besonders effektiv gegen Schädlinge schützt. Diese starke Widerstandsfähigkeit ermöglicht es Olivenbäumen, bis zu 1.000 Jahre alt zu werden.

Oleuropein ist nicht nur in den Blättern, sondern im gesamten Baum und somit auch in den Oliven enthalten. Es ist eine bitter schmeckende Substanz, die auch in Oliven enthalten ist, aber großenteils bei deren Verarbeitung beseitigt wird.

Wird Oleuropein zu therapeutischen Zwecken eingesetzt, dann ist es in der Lage, infizierte Zellen direkt zu durchdringen und die Vermehrung von Viren zu stoppen. Darüber hinaus kann es die Produktion von Aminosäuren, die für Viren lebenswichtig sind, unterbrechen. Doch nicht nur bei der Behandlung von Viren (z. B. Herpes) kann Oleuropein sehr effektiv sein, sondern auch bei einigen antibiotikaresistenten Bakterien.

Pefrakehl®

Pefrakehl® ist ein homöopathisch wirksames Candida-Präparat der Firma Sanum-Kehlbeck, welches zur Therapie von Mykosen in verschiedenen Körperregionen in Frage kommt. Es enthält den homöopathisch aufbereiteten Wirkstoff Candida parapsilosis und ist erhältlich als Tropfen, Kapseln, Salben, Zäpfchen und Ampullen.

Rizolöle

Rizolöle sind auch als ozonisierte Öle und Ozonide bekannt und haben sich in den letzten Jahren in der Naturheilkunde als beliebte und nebenwirkungsarme Mittel etabliert.

Als Neuentdecker und Weiterentwickler der Rizolöle gilt der Dipl.-Chemiker Dr. Gerhard Steidl, der als Wissenschaftler an der Universität Erlangen tätig war und sich seit vielen Jahren mit der Wirkung von ozonisierten Ölen beschäftigt. Bei seinen wissenschaftlichen Untersuchungen wurde er über 4 Jahre lang durch die Karl und Veronica Carstens-Stiftung gefördert, die bekannt für ihren Einsatz für die Naturheilkunde ist.

Inzwischen gibt es immer mehr Therapeuten, die Rizolöle erfolgreich in ihren Praxen einsetzen. Meistens sind dies Heilpraktiker, aber auch naturheilkundlich ausgerichtete Ärzte.

Die Anwendungsbereiche von Rizolölen sind sehr vielfältig und reichen von Hautekzemen und Pilzbefall über Entzündungen im Mund- und Rachenbereich, aber auch das Darmmilieu profitiert durch die Ozonide.

Hier ist es häufig der Candida, der eine erfolgreiche Darmsanierung so langwierig und schwierig machen kann und anhand der Rizolöle zurückgedrängt wird. Schließlich sind die Ozonide in der Lage, das

Darmmilieu durch den Aktiv-Sauerstoff grundlegend zu verändern, indem den anaeroben Keimen durch den erhöhten Sauerstoffgehalt die Lebensgrundlage entzogen wird und diese somit absterben.

Doch damit nicht genug, denn zusätzlich gelingt es durch den Sauerstoff, die Abwehrkräfte zu stärken und somit das Immunsystem zu entlasten.

Aufgrund dieses Mechanismus können Rizolöle sehr erfolgreich bei einem Befall mit unterschiedlichsten Erregern einschließlich Borrelien und Pilzen eingesetzt werden. Die Rizolöle können äußerlich auf betroffene Hautstellen (z. B. bei Haut- und Nagelpilzen) aufgetragen oder innerlich eingenommen werden. Dabei ist eine Verdünnung mit Wasser anzuraten!

Die Dosierung wird mit dem jeweiligen Therapeuten festgelegt. Häufig besteht die Empfehlung darin, zunächst mit drei Tropfen in einem Glas Wasser zweimal täglich zu beginnen. Die Dosierung wird täglich um einen Tropfen pro Glas erhöht bis maximal 15 Tropfen erreicht sind. In Einzelfällen werden noch höhere Dosierungen verabreicht.

Um eine eventuelle allergische Reaktion auf einen der Inhaltsstoffe zu vermeiden, ist eine Allergietestung sinnvoll. Hierfür wird ein Tropfen des Rizolöls auf die Innenseite einer Ellenbeuge aufgetragen, eventuell auftretende Hautreaktionen werden dann 24 Stunden lang beobachtet. Sollte eine allergische Reaktion auftreten, kann eine andere Rizolöl-Zusammensetzung sinnvoll sein.

Überhaupt ist es wichtig, die Rezeptur individuell zusammenstellen zu lassen. Die jeweiligen Apotheken können hierzu umfassend beraten. Von Selbstmedikationen und ominösen Angeboten im Internet wird abgeraten, obwohl die Präparate rezeptfrei erhältlich sind. Es gibt Rizolöle in Tropfenform und als Zäpfchen. Beide werden derzeit von nur sehr wenigen Apotheken in Deutschland hergestellt.
Je nach Rezeptur variieren die verwendeten Anteile der ozonisierten Öle und der jeweiligen ätherischen Öle wie Wermut, Walnuss, Schwarzkümmel, Knoblauch, Majoran, Petroleum, Beifuß, Thymian und Nelken. Als das derzeit gängigste Ozonid gilt das Rizol-Zeta (NSB), das aus folgender Zusammensetzung besteht: 69,3 % Rizol-Rohstoff, 10 % Wermutöl, 10 % Nelkenöl, 5 % Schwarzkümmelöl, außerdem Walnussöl, Beifussöl und Majoranöl. Gekühlt gelagert halten die Rizole mindestens 6 Monate und können auch danach noch problemlos für äußerliche Anwendungen verwendet werden.

Rizolöle sind nicht nur in flüssiger Form erhältlich, sondern auch als Zäpfchen. Diese kommen beispielsweise in Betracht, wenn die orale Einnahme nicht in Frage kommt oder der Geruch eine zu große Überwindung bedeutet. Die Aufbewahrung der Zäpfchen erfolgt im Kühlschrank in einer verschließbaren Plastikdose.

Zistrose

Die Zistrose ist eine Blume, die an Sträuchern wächst und im gesamten Mittelmeerraum (vorrangig in Griechenland) vorkommt.
Sie ist eine legendäre Arzneipflanze, die schon in der Antike genutzt und in der Bibel als Myrrhe erwähnt wurde, womit ein klebriges Harz gemeint ist, welches die Blätter absondern.

Die Naturheilkunde scheint die Zistrose seit jüngster Zeit wiederentdeckt zu haben, denn lange war sie in Vergessenheit geraten. Dank der heutigen Wissenschaft konnten einige Wirkmechanismen und Inhaltsstoffe entschlüsselt werden wie etwa die Polyphenole. Man weiß inzwischen, dass die Zistrose die polyphenolreichste Pflanze Europas ist. Auch in grünem Tee, Rotwein, Granatapfel und Aroniabeeren kommen Polyphenole vor, aber der Gehalt der Zistrose übertrifft andere um ein Vielfaches.

Desweiteren sind die Pflanzenöle Cineol und Eugenol enthalten, Substanzen, die sich sehr positiv auf das Immunsystem auswirken. Eugenol verfügt über antibakterielle und entzündungshemmende Eigenschaften, Cineol kann Erkrankungen der oberen und unteren Luftwege lindern. Darüber hinaus weiß man von dem ebenfalls enthaltenen Cystus 052, dass es Viren daran hindern kann, in die Schleimhautzellen der oberen Atemwege einzudringen.

Wenn es eine Pflanze gibt, die über vielfältige Wirkmechanismen verfügt, die bei einer Candida-Behandlung nützlich sein können, so ist es zweifelsohne die Zistrose. Sehr effektiv zeigt sich die Zistrose bei der Stärkung des Immunsystems, wo sie effektiv vorbeugend bei drohenden Erkältungskrankheiten wirken kann, aber auch bei bereits bestehenden Infekten. Dies ist möglich, indem die Zistrose nicht nur antibakteriell, antiviral und schleimlösend wirkt, sondern zudem auch pilzhemmend und entzündungshemmend. Desweiteren wird sie auch bei Magen- und Darmbeschwerden, Durchfall, Hauterkrankungen (z. B. Ekzeme, Juckreiz, Neurodermitis) und zur Wundheilung eingesetzt.

Doch damit nicht genug, denn der Zistrose wird zudem auch eine entgiftende Wirkung nachgesagt. Diese ist von besonderem Interesse, wenn eine Schwermetallbelastung vorliegt, die bekanntermaßen häufig mit Candida einhergeht. So sollen die in der Zistrose enthaltenen Polyphenole im Darm vorhandene Schwermetalle erkennen und umschließen können, so dass sie erst gar nicht in den Blutkreislauf gelangen, sondern sogleich ausgeschieden werden.

Da Schwermetalle das Vorhandensein von Candida fördern, hat die Zistrose somit einen mehrfachen Nutzen. Zistrosepräparate sind in verschiedenen Darreichungsformen erhältlich, und zwar als Kapseln, Tee und Salben. Der Tee wird aus den Zweigen und Blättern der Zistrose gewonnen und kann auch für äußere Anwendungen eingesetzt werden wie z. B. für Umschläge.

Nebenwirkungen

Zu Beginn der Candida-Therapie mit Antimykotika sterben die Hefepilze in besonders großen Mengen ab und setzen Toxine frei, die zu unterschiedlichen Symptomen führen können.

Wenn man dies im Vorfeld weiß und sich darauf einstellt, verhindert dies so manche unnötige Panik. Denn die auftretenden Erstverschlimmerungen, die auch als „Herxheimer Reaktion" bezeichnet werden, können durchaus lästig und beunruhigend sein und reichen von vermehrtem Haarausfall, Übelkeit, Benommenheit, Müdigkeit, Abgeschlagenheit, Hautentzündungen bis hin zu Kopfschmerzen.

Halten sich diese Beschwerden im Rahmen, reicht es aus, abzuwarten, bis sie nach wenigen Tagen von alleine verschwinden. Nehmen sie jedoch Überhand und treten beispielsweise Fieberschübe oder Hautausschläge auf, dann sollte man unbedingt den behandelnden Therapeuten aufsuchen.

Dieser entscheidet dann, ob eine Verringerung der Medikamentendosis, das Absetzen des gewählten Präparates oder ein anderes Medikament angeraten ist.
Damit es aber erst gar nicht soweit kommt, ist man gut beraten, parallel zu den Antipilzmaßnahmen Präparate einzusetzen, die in der Lage sind, die auftretenden Pilzgifte aufzufangen und auszuleiten. Hierzu eignen sich Medizinische Kohle, Heilerde, Vulkanerde (Zeolith) und Chlorellaalgen.

Stärkung des Immunsystems

Bei einer effektiven und nachhaltig ausgerichteten Candida-Behandlung ist es unverzichtbar, das Immunsystem einzubeziehen. Nur wenn die körperliche Abwehrkraft stark genug aufgestellt ist, kann es gelingen, den unerwünschten Pilzen dauerhaft Goodbye zu sagen.

Der menschliche Körper ist ein hochkomplexes Wunderwerk, das betrifft in ganz besonderem Maße auf das Immunsystem zu. Jeden Tag wird dieses mit tausenden Substanzen konfrontiert, viele von ihnen sind unerwünscht und müssen unschädlich gemacht werden. Allen voran sind dies Pilze, Bakterien und Viren, aber auch Schadstoffe wie Schwermetalle, Pestizide, Herbizide sowie Abgase und Industrieemissionen jeglicher Art. Wie gut es gelingt, den Körper vor all diesen unerwünschten Substanzen zu schützen und Schaden von ihm abzuwenden, ist zum großen Teil vom Immunsystem abhängig.

Kommen die körperlichen Abwehrmechanismen mit Substanzen in Kontakt, unterscheiden diese dabei grundsätzlich zwischen „Freund" und „Feind" und reagieren mit entsprechenden Immunantworten. Ob dies erfolgreich gelingt, hängt von vielen Faktoren und Einflüssen ab. So spielt die genetische Disposition eine Rolle, aber auch viele externe Komponenten wie z. B. Stress, Ernährung und Vitaminstatus sind von Bedeutung.

Ein gesunder Mensch besitzt die Fähigkeit, Pilzzellen auch nach dem Eindringen in die Lymph- und Blutbahn abzutöten. Fehlen die Mechanismen des humoralen und zellulären Abwehrsystems, hat der Candida ein einfaches Spiel, sich auszubreiten. Demzufolge ist es unerlässlich, neben der Verabreichung von Probiotika und Antimykotika auch Maßnahmen zur Aktivierung des Immunsystems zu ergreifen.

Hier bieten sich diverse Möglichkeiten in Form von frei verkäuflichen Präparaten, aber auch Infusionen mit hochdosierten Vitalstoffen sowie weitere spezielle Therapien. Besonders wichtig ist eine ausreichende Versorgung mit Vitamin C und D, aber auch Vitalstoffe wie Alpha-Liponsäure, L-Glutation, Zink, Selen und Melatonin sind wertvoll bei der Immununterstützung. Alle Präparate sollten frei von Zucker, Hefe, Konservierungsstoffen, Emulgatoren und Aromen sein.
Das Immunsystem lässt sich darüber hinaus mit Maßnahmen wie Sport und Bewegung an der frischen Luft, Sauna, ausreichendem Trinken von stillem Wasser und regelmäßigen Entspannungsphasen unterstützen.

Beta Glucan

Beta Glucan ist eine wertvolle Substanz, wenn es um eine effektive und nachhaltige Unterstützung des Immunsystems geht. Der Wirkmechanismus von Beta Glucan zur Stärkung der körperlichen Abwehr ist möglich, indem es als Beschleuniger der Makrophagen wirkt. Diese gehören zu den wichtigsten Immunzellen überhaupt und bestimmen maßgeblich, wie stark ein Immunsystem agieren kann.

Je stärker dieses ist, umso mehr Antikörper können produziert werden, um unerwünschte Eindringlinge wie Bakterien, Viren, Parasiten und eben auch Pilze bekämpfen zu können.

Die Wirkung von Beta Glucan entfaltet sich hauptsächlich im Darm, so dass nützliche Darmbakterien gestärkt werden und sich das Darmmilieu insgesamt verbessert.

Colostrum

Colostrum ist ein hoch wirksames Mittel, um das Immunsystem zu stärken und wird deshalb auch als „Immunbooster" bezeichnet. Diese Erst- bzw. Vormilch wird in den ersten 48 Stunden nach der Geburt bei Mensch und Tier in der Mutterbrust gebildet. Bei Kühen wird diese Milch auch „Biestmilch" genannt.

Schon seit langem ist in der Wissenschaft bekannt, dass bei Neugeborenen die Stärke des Immunsystems maßgeblich von einer ausreichenden Versorgung mit Erstmilch abhängig ist. Diese ist aufgrund der hochwertigen Inhaltsstoffe wie Eiweiße, Vitamine, Mineralien, Aminosäuren, Immunglobuline und immunkompetente Zellen in der Lage, das Neugeborene mit allen lebenswichtigen Vitalstoffen und Antikörpern gegen Krankheiten zu versorgen. Dabei ist es am Anfang die wichtigste Aufgabe, das Neugeborene vor Pilzen, Bakterien und Viren zu schützen.

In der Forschung stellte man schon vor Jahren fest, dass nach dem Verzehr von Colostrum die Immunglobuline im Blut ansteigen und sich Infektionen und andere immunabhängige Beschwerden wie z. B. auch Allergien deutlich verbessern. Nicht ohne Grund schwören auch Hochleistungssportler auf den Nutzen von Colostrum.

Melatonin

Melatonin spielt eine zentrale Rolle für die Funktionalität des Immunsystems und den Zellschutz. Gerade im Alter mindert sich die körpereigene Produktion kontinuierlich, was auch das Immunsystem anfälliger macht.

Melatonin erfüllt seine erste wichtige Aufgabe darin, dass es dem Körper hilft, in den Schlaf zu finden und Müdigkeit herbeiführt. Doch es kann noch mehr, wie zahlreiche Studien belegen. Es stimuliert verschiedene Komponenten im Immunsystem, darunter die Produktion der Natürlichen Killerzellen, die für das Aufspüren der gut getarnten Krebszellen und deren Vernichtung verantwortlich sind. Weiterhin konnte in Versuchen festgestellt werden, dass Melatonin die Produktion von Interleukin-2 anregt, das zu den Zytokinen gehört und somit für die Vermehrung der T-Zellen und die Aktivierung der T-Killerzellen verantwortlich ist.

Infrarotkabinen

Wenn eine Candida-Behandlung sehr hartnäckig ist, sollte das Behandlungskonzept unbedingt aus mehreren Säulen bestehen. Neben der Einnahme von diversen Präparaten und einer Anti-Pilzernährung sind außerdem bestimmte physikalische Maßnahmen empfehlenswert.

Als besonders effektiv gilt der Einsatz von Infrarotwärme in Form von Infrarotkabinen. Aus speziellen Untersuchungen weiß man, dass sich die Besiedelung von Hefepilzen durch diese Anwendungen reduzieren lässt.

Dies ist zum einen möglich durch die Aktivierung des Immunsystems und der Selbstheilungskräfte, was beides durch die Infrarotwärme gelingt. Während einer Infrarotsitzung wird die Körpertemperatur um ein bis drei Grad erhöht. Erhöhte Körpertemperatur (in Form von Fieber) ist die Selbstverteidigung des Körpers, womit er gegen Bakterien, Mikroben und Infektionen kämpft. Die weißen Blutkörperchen, die als die primären Agenten des Abwehrsystems gelten, werden angeregt, ihre Produktion zu steigern.

Mit den Auswirkungen von Wärmebehandlungen auf das Immunsystem beschäftigte sich bereits 1959 der Wissenschaftler Dr. Wakim von der bekannten Mayo-Klinik in den USA. So stellte er fest, dass die weißen

Blutkörperchen im Durchschnitt um 58% zunahmen und sich zudem deren Aktivität erhöhte.

Auch der Immunologe Professor Ernst Peter Rieber (Immunologe an der Uniklinik Dresden) wies in einem Interview mit dem Sender 3sat auf die positiven Effekte von erhöhter Temperatur auf die Körperzellen hin: „Die Erhöhung der Körpertemperatur führt zu einer Intensivierung des Stoffwechsels in der Zelle. Die Immunzellen werden dadurch verstärkt aktiviert und können so besser mögliche Krankheitskeime bekämpfen."

Ein weiterer nicht unwichtiger Aspekt der Infrarotwärme bei der Candida-Behandlung ist die Ausscheidung von Toxinen über die Haut. Dieser Wirkmechanismus ist für Personen mit Schwermetallbelastungen von großer Bedeutung, aber auch nicht zu verachten für diejenigen, die bei der Candida-Behandlung von starken Erstverschlimmerungen betroffen sind oder diese von vornherein reduzieren wollen.

Gerade zu Beginn der Therapie wird der Körper durch das Absterben der Pilze mit freiwerdenden Toxinen überflutet. Neben der Einnahme von toxinbindenden Präparaten (z. B. Zeolith oder Medizinische Kohle) kann der Körper durch das sehr intensive Schwitzen eine spürbare Entlastung erfahren.

Ergänzende Maßnahmen

Reichen all diese Maßnahmen nicht aus, das Immunsystem erfolgreich zu stärken, kann der Therapeut weitere Behandlungsmöglichkeiten ergreifen wie beispielsweise eine Eigenblutbehandlung, Thymusspritzen, Ozontherapie, Sauerstoffmehrschritttherapie, Colibiogenspritzen oder Immunglobuline.

Allerdings können die zahlreichen immunstimulierenden Maßnahmen nur zu einem durchgreifenden Erfolg führen, wenn auf der anderen Seite nicht zu viele kontraproduktive Dinge geschehen, die dem Immunsystem schaden.

So ist es wichtig, immunreduzierende Verhaltensweisen zu meiden wie Stress, schlechte Ernährung mit Zucker, Alkohol und Fast Food, Giftstoffe wie Nikotin und Umweltschadstoffe wie Abgase, Schwermetalle wie Quecksilber, Blei, Palladium, Cadmium und Nickel.

Säure-Basen-Haushalt

Dass ein ausgeglichener Säure-Basen-Haushalt die wichtigste Säule und Grundregulation für unsere Gesundheit darstellt, haben vor vielen Jahrzehnten schon verschiedene führende Ernährungswissenschaftler festgestellt wie z. B. Dr. Maximilian Bircher-Brenner, F.X. Mayr und Friedrich Sander. Sie weisen in ihren Ernährungskonzepten immer ganz entschieden auf die Wichtigkeit des Säure-Basen-Haushaltes als Fundament unserer Gesundheit hin.

Denn nicht nur die Natur kann übersäuern (z. B. übersäuerte Böden, saurer Regen), sondern auch der menschliche Organismus, was zu massiven gesundheitlichen Beeinträchtigungen führen kann und mit der Verschlackung des Bindegewebes beginnt.

Benötigt wird ein basisches Milieu für zahlreiche komplexe Stoffwechselprozesse. Hier sind besonders die aufwändigen Enzymleistungen zu erwähnen, die in einem sauren Milieu nicht vollständig vonstattengehen können.

Gründe für einen nicht ausgeglichenen Säure-Basen-Haushalt gibt es viele. Im Fokus stehen säurebildende Lebensmittel wie Zucker, Weißmehl, Fleisch, Alkohol, Kaffee und Nikotin. Auch viele Umweltschadstoffe wie Autoabgase, Industrieemissionen, Schwermetalle sowie Herbizide und Pestizide tragen zur Übersäuerung bei. Desweiteren sind auch Medikamente, Lärm, Hektik, Stress und Ärger bekannte Säurebildner. Wer mit Schwermetallen belastet ist (und das sind viele Candida-Betroffene), weist zwangläufig einen gestörten Säure-Basen-Haushalt auf.

Doch damit nicht genug, denn es gibt auch diverse interne Einflüsse, die zu einer Überflutung des Körpers mit Säuren führen. Besonders ist hier die körpereigene Säureproduktion zu nennen. Bei der Zellatmung entsteht Kohlensäure, weitere Säuren sind Aminosäuren, Fettsäuren und Ketonsäuren. Und auch Blähungen und Verdauungsstörungen wie sie bei Candida häufig vorkommen, produzieren schädliche Säuren, die den Körper zusätzlich belasten.
Von Übersäuerung spricht man dann, wenn der pH-Wert des Blutes, der Gewebsflüssigkeiten und Organstrukturen nicht basisch ist.
Der Körper ist zwar in der Lage, den pH-Wert des Blutes konstant zu halten, doch in den Körperzellen und Gewebsflüssigkeiten kommt es zu Säureansammlungen, wenn der Körper nicht mit ausreichenden Mengen an

basischen Nährstoffen versorgt wird. Die Folgen sind vielfältig, besonders wenn sich die Übersäuerung chronifiziert.

Experten zum Thema Übersäuerung gehen sogar soweit, dass sie ein saures Milieu als Basis für Zellentartungen und somit Krebszellen ansehen. Demnach verwundert es nicht, dass ganzheitlich ausgerichtete onkologische Kliniken Maßnahmen zur Entsäuerung als festen Therapiebestandteil einbeziehen.

Dabei sieht die Naturheilkunde nicht nur ein mögliches Tumorgeschehen in Verbindung mit Übersäuerung, sondern auch diverse weitere Zivilisationskrankheiten wie Candida-Infektionen, Rheuma, Arthrose, Fibromyalgie bis hin zu Allergien. So werden auch hierzu in vielen naturheilkundlichen Praxen entsäuernde Maßnahmen in die Therapiekonzepte integriert.

Eine Übersäuerung (Azidose) äußert sich nicht immer erst durch chronische Erkrankungen, sondern macht auch schon vorher auf sich aufmerksam, wie zum Beispiel durch immer wiederkehrende Infekte wie Pilze, Lippenherpes, Ekzeme, Entzündungen, Gelenkbeschwerden, Müdigkeit, häufige Neuralgien, Sodbrennen, brüchige Haare und Nägel.

Immer häufiger ist zu beobachten, dass Therapien nicht zu dem erhofften Segen führen, den man sich versprochen hat. Bezeichnend ist es dann, wenn all diese Beschwerden mit alternativen und konventionellen Methoden erst in dem Moment zu einer durchgreifenden und anhaltenden Verbesserung führen, wenn ein ausgeglichener Säure-Basen-Haushalt geschaffen wird.

In der Umwelt neutralisiert und remineralisiert man übersäuerte Böden durch basischen Kalk, um ein ausgeglichenes Säure-Basen-Gleichgewicht herzustellen. Genauso verhält es sich mit dem menschlichen Organismus, den man mit Mineralstoffen, basischer Ernährung und Entsäuerung wieder in ein gesundes Gleichgewicht bewegen kann.

Da ein Großteil der Säuren über die Nahrung zugeführt wird, kommt ihr bei der Entsäuerung eine große Bedeutung zu. Im Allgemeinen besteht eine basisch ausgerichtete Ernährung aus viel Gemüse und täglich 2 Litern Kräutertee und/oder kohlensäurefreiem Trinkwasser. Auf saure Lebensmittel ist zu verzichten wie insbesondere Kaffee, Alkohol, Zucker, kohlensäurehaltige Getränke, Käse, schwarzer Tee, Kuchen, Geflügel, Fisch und Fleisch. Stattdessen sollten basenbildende Lebensmittel auf den Teller wie Gemüse, Brokkoli, Blumenkohl, Zucchini und frische Kräuter.

Ob Lebensmittel sauer oder basisch wirken, erkennt man nicht zwangsläufig am Geschmack. So ist etwas sauer schmeckendes nicht zwangsläufig im Körper sauer wirkend. Umgekehrt können ursprünglich basische Lebensmittel im Körper sauer verstoffwechselt werden.

Neben einer Ernährungsumstellung, die hinsichtlich eines hohen Gemüseanteils mit der Antipilzdiät konform geht, kann der Ausgleich des Säure-Basen-Haushaltes durch bestimmte Nahrungsergänzungsmittel unterstützt werden. Hierbei handelt es sich um sogenannte Basenpräparate – doch VORSICHT! War dieses Wissen noch vor wenigen Jahren unbekannt oder nur vereinzelten Experten zugänglich, so wird es im Praxialltag immer öfter berücksichtigt.

Es geht darum, dass Basenpräparate bis vor wenigen Jahren nicht hinterfragt wurden, inwieweit sie Einfluss auf die Magensäure und den pH-Wert des Darms haben. Heute weiß man mehr darüber und rät von Basenpräparaten ab, die sich hierauf ungünstig auswirken. Wie bereits mehrfach in diesem Buch beschrieben, benötigt eine gesunde Darmflora im Gegensatz zu dem allgemeinen Körpermilieu ein SAURES Milieu. Je basischer dieses jedoch ist, umso mehr verbreiten sich krankmachende Darmbakterien und allen voran die unerwünschten Pilze. Um dieses Dilemma zu vermeiden, sollten mineralstoffhaltige Nahrungsergänzungsmittel **unbedingt auf Citraten basieren.**

Ein weiterer Stolperstein bei der Entsäuerung zeigt sich bei einer zu basenlastigen Ernährung. Man muss wissen, dass der Körper in gewisser Menge auch Säuren benötigt. Insofern ist es nicht zu empfehlen, zu ehrgeizig an die Entsäuerung heranzugehen, indem man die Ernährung ausschließlich auf basenbildenden Lebensmitteln aufbaut. Das optimale Verhältnis für ein ausgewogenes Gleichgewicht liegt bei 80% basischen und 20% sauren Produkten.

Auch physikalische Maßnahmen eignen sich, den Körper von angesammelten Säuren zu befreien. Sehr hilfreich sind basische Voll- und Fußbäder und Wickel, denn nach dem Gesetz der Osmose werden im Körper befindliche Säuren durch den Konzentrationsausgleich über die Haut ausgeleitet. Auch in Basenlauge getränkte Körperwickel und Strümpfe, die über Nacht getragen werden, sind ein probates Mittel zur Ausschleusung von Säuren. Weitere Möglichkeiten sind Sitzungen in einer Infrarotkabine oder Sauna.

Regulierung des pH-Wertes im Darm

Was lange Zeit in der alltäglichen Praxis und bei der Candida-Behandlung zu wenig berücksichtigt wurde, ist der pH-Wert des Darms. Dieser jedoch ist von so zentraler Bedeutung, dass er nicht nur als Indikator für eine Pilzbelastung wirken, sondern auch eine Darmsanierung behindern kann.

Hierbei ist wichtig zu wissen, dass die pH-Werte-Skala von 1,0 bis 14,0 reicht und ein pH-Wert von 7 neutral ist. Alles darüber ist basisch (alkalisch), alles darunter ist sauer.

Je nach Darmabschnitt herrschen unterschiedliche pH-Werte vor, während im oberen Dünndarmabschnitt ein saurer Wert von ca. 3,0 anzustreben ist, zeigt sich das Milieu im weiteren Darmverlauf zunehmend basischer. So ist am Ende des Dünndarms ein pH-Wert von ca. 6,0 zu erwarten, im weiteren Verlauf des Verdauungstraktes, wenn der Dickdarm erreicht ist, liegt er bei ca. 6,5. Der maximale im Darm erreichbare pH-Wert liegt bei 8,5, aber bereits ab einem Wert von 7 deutet auf eine gestörte Darmflora hin und lässt die Vermutung zu, dass sich Hefepilze angesiedelt haben. Dies ist eine wichtige Erkenntnis, die gerade dann von großer Bedeutung ist, wenn eine Stuhlprobe keine Pilzbelastung nachweisen konnte.

Die unterschiedlichen pH-Werte der jeweiligen Darmabschnitte sind für die jeweils ansässigen Darmbakterien von großer Bedeutung, denn jedes Bakterium benötigt ein für sich passendes pH-Milieu. Wird dies nicht erreicht, haben es die guten Darmbakterien schwer, sich zu behaupten und werden von unerwünschten und krankmachenden Bakterien verdrängt.

Gründe für einen alkalischen pH-Wert gibt es mehrere, der Ernährung kommt hier eine besonders große Bedeutung zu. Tierisches Eiweiß sollte bei einem alkalischen Darmmilieu nur in kleinen Mengen verzehrt werden, da es zu einer Dominanz der Fäulnisflora führt, infolgedessen eine vermehrte Produktion von Ammoniak und biogenen Aminen stattfindet. Eine starke Einschränkung von tierischem Eiweiß sollte in ganz besonderem Maße dann erfolgen, wenn eine Verdauungsschwäche vorliegt und die Eiweiß- und Fettverdauung nicht optimal funktioniert.
Ebenso ist eine verminderte Zufuhr von Rohfaser (Obst, Gemüse, Salate und Getreide) negativ für das Darmmilieu und lässt dieses alkalisch werden. Darüber hinaus kommt auch einer ausreichenden Trinkmenge eine große Bedeutung zu, denn aufgrund von Flüssigkeitsmangel kann die physiologisch notwendige Eindickung im Dickdarm nur unzureichend erfolgen.

Ein weiterer, oft missachteter Aspekt, ist die weit verbreitete Verabreichung von Basenpräparaten, die wichtige Mineralstoffe enthalten. Diese werden häufig von ganzheitlich arbeitenden Therapeuten empfohlen, was dem Ziel dienen soll, den Körper zu entsäuern und einen ausgeglichenen Säure-Basenhaushalt zu erreichen.

Die Absicht ist nachvollziehbar, allerdings wird hierbei leider allzu oft nicht bedacht, dass der Verdauung damit großer Schaden zugefügt werden kann. Die Problematik besteht darin, dass viele dieser Basenpräparate Carbonate und Natron enthalten, was unweigerlich dazu führt, das das Darmmilieu alkalisch wird. Eine Darmsanierung wird in diesem Falle zu einem Kampf gegen Windmühlen! Stattdessen sollten Basenpräparate auf Citratbasis verabreicht werden.

Während sich die Ernährung sehr negativ auf das Darmmilieu auswirken kann, ist sie andererseits auch ein probates Mittel für eine positive Beeinflussung. Milchsäurehaltige Nahrungsmittel wie Sauerkraut, Joghurt, Kefir und eingelegtes Gemüse sind hierfür optimal geeignet.

Doch nicht immer ist diese Ernährungsumstellung ausreichend, denn bei einer schweren Entgleisung des Darmmilieus bedarf es weiterer Maßnahmen. Hier ist die Einnahme von pro- und prebiotischen Präparaten, die milchsäurebildende Bakterien wie Bifidobakterien und Laktobazillen enthalten anzuraten. Desweiteren empfehlen sich probiotische Milchsäuregetränke, rechtsdrehende Milchsäure, Brottrunk sowie Apfelessig. Letzterer wird morgens auf nüchternen Magen getrunken (1 – 2 TL Apfelessig in einem Glas Wasser).

Die Beseitigung eines stark entgleisten Darmmilieus erfordert Geduld und Disziplin und ist nicht in wenigen Tagen, sondern erst nach vielen Wochen zu erreichen.

Kopfhaut- und Haarbehandlung

Ein Hefepilzbefall der Kopfhaut äußert sich meistens durch auffallend viele Kopfschuppen und teilweise auch Haarausfall. Der antimykotische Wirkstoff Ketoconazol ist in verschiedenen Anti-Schuppenshampoos enthalten und kann hier schnell Abhilfe schaffen. Die Shampoos werden wie normale Shampoos verwendet und nach dem Waschen ausgespült.

Es gibt unterschiedlich starke Dosierungen. Unabhängig von der Dosierung wird abgeraten, Ketoconazol-Shampoos während der Schwangerschaft zu verwenden.

Das bekannteste Shampoo mit Ketoconazol ist unter dem Namen Terzolin® erhältlich, es gibt auch andere Anbieter, wie beispielsweise von der Firma Stada. Die Shampoos sind aufgrund des enthaltenen Ketoconazols apothekenpflichtig, aber frei verkäuflich.

Mundbehandlung

Wenn eine Candida-Infektion im Mundbereich festgestellt wird, ist eine mehrsäulige Therapie erforderlich, wenn man einen durchgreifenden Behandlungserfolg erreichen möchte.

Antimykotisch wirkende Lutschtabletten und/oder Suspensionen sind die wichtigsten Therapiemaßnahmen und kommen mehrmals täglich (bis zu 1 x stündlich) zum Einsatz. Ölziehen ist eine weitere Möglichkeit, die Bakterienflora des Mundraumes zu sanieren und ist sinnvoll im Anschluss an die Phase der Einnahme von antimykotischen Präparaten. Ausführliche Informationen hierzu lesen Sie nach diesem Kapitel.

Die Zahnbürste ist ein beliebtes und komplexes Reservoir für Bakterien und Pilze. Es birgt ein hohes Potential an Wiederansteckung, sodass besondere Hygienemaßnahmen unverzichtbar sind. Zu Beginn der Therapie wird die alte Zahnbürste gegen eine neue ausgetauscht, im weiteren Behandlungsverlauf ist diese nach ca. 3 Wochen abermals gegen eine neue auszutauschen. In der Zwischenzeit sollte sie in einer verdünnten Desinfektionslösung (z. B. Grapefruitkernextrakt oder Chinosol-flüssig) aufbewahrt werden.

Zahnprothesen sind weitere bevorzugte Reviere für Pilze. Diese sollten regelmäßig mit desinfizierenden oder antimykotisch wirkenden Lösungen behandelt werden.

Ein Besuch des Zahnarztes ist bei einem Candida-Befall des Mundes unbedingt anzuraten, um eine professionelle Zahnreinigung und Beseitigung kariöser Zahnbereiche vorzunehmen.
Zusätzlich zu den o. g. örtlichen Behandlungsmaßnahmen im Mundbereich ist der Darm ebenfalls zu behandeln. Das gilt auch dann, wenn der Stuhlbefund

negativ ausfällt, aber im Mund Candida nachweisbar ist. Notwendig ist dies, weil die Pilze vom Mundraum aus durch Herunterschlucken unweigerlich wieder im Darm landen und somit stetige Wiederansteckungen stattfinden. Ein Kampf gegen Windmühlen wäre im Vergleich dazu einfach!

Wenn Säuglinge von Candida im Mund betroffen sind, ist ebenfalls eine gewisse Mundhygiene erforderlich. In welchem Umfang welche Mittel zum Einsatz kommen, sollte der behandelnde Arzt festlegen. Nicht zu vergessen ist hier unbedingt das Desinfizieren von Schnullern und Saugern.

Ölziehen

Schon seit jeher wird Ölziehen in der ayurvedischen Medizin und der russischen Volksmedizin zu gesundheitlichen Zwecken eingesetzt. Diese Methode ist nicht nur äußerst kostengünstig und einfach, sondern auch sehr effektiv.

Bislang sucht man zwar vergeblich nach wissenschaftlichen Studien, die einen gesundheitlichen Nutzen nachweisen, aber aufgrund der Jahrtausende alten Erfahrungen des Ölziehens gilt die Effektivität als unstrittig. In den 1990-er Jahren war es der ukrainische Mediziner Dr. F. Karach, der die Methode in Deutschland im Rahmen einer onkologischen Veranstaltung bekannter machte. Demnach lassen sich bei fast allen gesundheitlichen Beeinträchtigungen spürbare Verbesserungen erzielen.

Die Anwendung ist sehr einfach und besonders effektiv, wenn sie vor dem morgendlichen Zähneputzen auf nüchternen Magen erfolgt. Dabei wird ein Esslöffel Sonnenblumenöl oder Sesamöl zwei bis dreimal täglich im Mund hin und her bewegt und „durch die Zähne gezogen".

Spülen, Kauen, Schlürfen und Saugen wechseln sich ab. Wichtig ist, dass sich das Öl in ständiger Bewegung befindet, damit die Speicheldrüsen und der Lymphfluss angeregt werden. Je länger man kaut, umso mehr verändert sich die Konsistenz des Öls. Das zuvor gelbe Öl wird zunehmend weiß und sieht fast aus wie Milch. Die Konsistenz kann sehr flüssig sein, aber vereinzelt kommt es auch zu einer zähflüssigen weißen Masse.

Nach ca. 15 Minuten wird das Öl ausgespuckt. Da es nach dem Ziehen viele Giftstoffe enthalten kann, ist eine Entsorgung in der Toilette sinnvoll. Man kann alternativ auch eine Eier-Pappverpackung in kleine Behälter zerschneiden, diese mit Küchenpapier auslegen und darin das Öl entsorgen.

Hauptsächlich werden dem Ölziehen entgiftende und reinigende Eigenschaften zugeschrieben, wodurch der Körper Entlastung erfährt und somit freiwerdende Ressourcen für andere Zwecke verwendet werden können.

Ist der menschliche Organismus mit zu vielen Schadstoffen konfrontiert, die er aus eigener Kraft nicht mehr ausleiten kann, führt dies zu vielfältigen gesundheitlichen Beeinträchtigungen. Besonders das Immunsystem gerät in eine Überlastungssituation und kann sich nicht mehr ausreichend gegen unerwünschte Eindringlinge wie etwa Pilze zur Wehr setzen.

Das Ölziehen erfolgt im Mund, sodass hier angesiedelte Krankheitserreger eliminiert werden können. Sogar eigentlich nur schwer zugängliche Bereiche der Zahnfleischtaschen und –ränder können erreicht werden, was neben der Reduzierung von Erregern auch zu einer Verbesserung der gesamten Zahnsituation führen kann. Darüber hinaus kommt es zu einer Unterstützung der Abwehrkräfte und einer Verstärkung des Lymphflusses, was eine Aktivierung des Stoffwechsels mit sich bringt.

Der Entgiftungseffekt durch das Ölziehen entsteht mithilfe der Speicheldrüsen, über die schädliche Substanzen abgesondert und durch das Öl gebunden werden. Durch das Ölziehen entsteht ein sogenanntes osmotisches Gefälle, infolgedessen im Organismus gespeicherte Schadstoffe stets in die Mundschleimhaut nachrücken können. Da sich während des Ölziehens Schadstoffe und Bakterien im Öl ansammeln, sollte vermieden werden, etwas davon zu verschlucken oder mit der Flüssigkeit zu gurgeln.

Scheidenpilz-Therapie

Wenn ein Scheidenpilz (Vaginalmykose) festgestellt wird, ist eine örtliche Behandlung der Vagina unerlässlich. Hierzu bieten sich verschiedene Präparate an, die einerseits den Pilz eliminieren, andererseits aber auch die Scheidenflora regenerieren.

Am gängigsten ist die Anwendung von Scheidencremes und Zäpfchen, die Wirkstoffe wie Nystatin und Clotrimazol enthalten und rezeptfrei in Apotheken zu kaufen sind. Auch homöopathische Präparate und Hausmittel sind geeignet, so dass man eine gute Möglichkeit hat, den Scheidenpilz auf eigene Faust zu behandeln, dennoch sollte man sich unter Umständen in fachliche Hände eines Gynäkologen begeben. Dies gilt besonders für Frauen, die erstmalig oder ständig wiederkehrend von einem Scheidenpilz betroffen sind. Als hilfreiche homöopathische Mittel gelten Rizol- und Exmykehlzäpfchen.

Für den Aufbau der Scheidenflora eignen sich Milchsäurepräparate, die in Form von Kapseln erhältlich sind. Als besonders effektiv hat sich bisher der sogenannte Lactobacillus casei rhamnosus erwiesen.

Einige Heilpraktiker empfehlen selbstgemachte „Knoblauch-Tampons", diese Anwendung sollte allerdings nur unter fachmännischer Anweisung erfolgen!

Man benötigt hierfür eine in Mullverband eingewickelte geschälte Knoblauchzehe, der Faden wird **fest verknotet** und **nicht abgeschnitten**. Dieser „Knoblauch-Tampon" wird in die Vagina eingeführt und verbleibt dort maximal 12 Stunden. Diesen Vorgang wiederholt man an 3 hintereinander folgenden Tagen mit jeweils neuen „Knoblauch-Tampons". Um die Wirksamkeit noch zu steigern, kann man die Knoblauchzehe in gekühltes Olivenöl eintauchen.

Alternativ zum Knoblauch eignet sich auch eine Tamponade, die in Brottrunk getränkt wird. Zusätzlich können Sitzbäder durchgeführt werden, für die man 50 g Ringelblume mit abgekochtem Wasser aufgießt.

All dies kann sehr effektiv wirken, allerdings reicht es bei hartnäckigen und ständig wiederkehrenden Scheidenpilzen nicht aus. Hier ist es wichtig, die Pilzbelastung ganzheitlich zu betrachten, denn der Scheidenpilz ist in der Regel nur ein Teilstück des Ganzen.

So erweist sich die Behandlung hartnäckiger Scheidenpilze erst dann als effektiv und nachhaltig, wenn auch die Darmflora mitbehandelt wird.
Ebenso sollte ein möglicher Candidabefall anderer Körperregionen (z. B. Mund, Rachen, Füße, Nägel) abgeklärt werden.

Am besten ist, man lässt es erst gar nicht zu einer (erneuten) Scheidenpilzinfektion kommen, sondern ergreift rechtzeitig Vorsorgemaßnahmen. So rät der österreichische Arzt Dr. Johannes Seidel, Gynäkologe im Wiener Institut Woman & Health: „Bauen Sie nach einer Behandlung mit Antibiotika Ihre Scheidenflora auf. Um die Scheidenflora sauer zu erhalten, ist es wichtig, die Scheide schon während der Antibiotikaeinnahme zusätzlich mit

Milchsäurebakterien zu versorgen. Der optimale Beginn ist in der Mitte der Antibiotikakur". (Quelle: www.pressetext.at/pte.mc?pte=071106045)

Zusätzlich sind bestimmte Verhaltensregeln hilfreich:

- Unterwäsche auf 90 °C kochen
- Vermeidung von längerem Tragen eines nassen Badeanzuges
- keine aggressiven und parfümierten Hygienesprays und Waschlotionen
- keine eng anliegende Kleidung

Was ist bei der Hygiene zu beachten?

Candida-Infektionen sind ansteckend! So ist es für eine erfolgreiche Therapie unumgänglich, dass entsprechende Hygienemaßnahmen ergriffen werden. Diese beginnen beim häufigen Wechsel der Zahnbürste und enden beim richtigen Waschen der Handtücher und Unterwäsche bei 90 °C.

Damit Sie sich nicht immer wieder neu infizieren, stellen Sie die Zahnbürste über Nacht in reinen Alkohol oder in eine Antipilzlösung wie z. B. Biofanal-Suspension oder Teebaumöl oder Grapefruitkernextrakt mit Wasser verdünnt. Alternativ können Sie sie auch regelmäßig in der Spülmaschine säubern.

Zahnprothesen sind häufig mit Candida verunreinigt, sodass auch diese über Nacht in entsprechende Antipilzlösungen gelegt werden sollten. Auch eigene Zähne bieten Pilzen ein ideales Reservoir. Kariöse Zähne und Zahnstein sollten saniert werden, damit die Mundhöhle nicht mit immer wiederkehrenden Pilzbesiedelungen konfrontiert wird.

Tragen Sie keine Synthetikkleidung, insbesondere sollten Unterwäsche und Strümpfe aus Baumwolle, Schuhe aus atmungsaktivem Material sein.

Colon-Hydro-Therapie

Die Colon-Hydro-Therapie ist eine der wenigen physikalischen Möglichkeiten, die bei einer Candida-Behandlung zur Verfügung steht.

Ursprünglich kommt die Colon-Hydro-Therapie aus der Raumfahrtforschung der NASA, wo sie zur Darmentleerung der Astronauten im Weltall konzipiert wurde. Aber schon seit den frühen 1970er Jahren wird dieses Verfahren zu therapeutischen Zwecken eingesetzt.

Die Colon-Hydro-Therapie ist in der Lage, den Dickdarm auf seiner gesamten Länge von 1,80 Metern zu reinigen und dabei krankmachende Substanzen wie etwa Candida-Pilze zu entfernen. Hierfür wird über ein Plastikspekulum und in einem geschlossenen System, das jegliche Gerüche verhindert, warmes Wasser in den Dickdarm geleitet. In Form von Intervallen reguliert der Therapeut das Zufließen des Wassers, so dass es nicht zur einer Überdehnung oder reflexartigen Reaktion des Enddarmes kommen soll.

Das Wasser verbleibt einige Minuten im Darm, sodass sich der Darminhalt aufweichen kann. Währenddessen führt der Therapeut eine Bauchmassage durch, was das ganze Procedere sehr effektiv unterstützt, so dass auch an der Darmwand anhaftende Stuhlrückstände einschließlich Pilznestern, Pilzrückständen, Bakterien und Parasiten erreicht und ausgeführt werden können.

Dieser Vorgang hat für die Candida-Behandlung einen mehrfachen Nutzen, denn neben der Beseitigung der belastenden Abfallstoffe und Pilze wird eine Neuansiedlung von probiotischen Darmbakterien vereinfacht.

Die Verabreichung von Probiotika ist ohnehin bei der Colon-Hydro-Therapie eine wichtige begleitende Maßnahme, denn es kommt unweigerlich dazu, dass nicht nur krankmachende Bakterien ausgeführt werden, sondern auch die nützlichen. Abgesehen davon ist die Einnahme von Probiotika ohnehin ein fester Bestandteil einer Candida-Therapie.

Candida mit Sport bekämpfen?

Was auf den ersten Blick vielleicht unmöglich erscheint, erweist sich auf den zweiten Blick als durchaus effektiv.

Warum sich Sport positiv beim Kampf gegen Candida auswirkt, hat mehrere Gründe. Zum einen ist es die Organfunktion, die durch Sport aktiviert und verbessert wird. Hierdurch werden Giftstoffe schneller ausgeschieden, sei es durch vermehrtes Schwitzen oder eine regelmäßigere Verdauung. Eine häufige Stuhlfrequenz sorgt zudem für ein beschleunigtes Ausscheiden von Pilznestern.

Darüber hinaus wirken sich sportliche Aktivitäten auch positiv auf den Stresshaushalt aus. Hierzu muss man wissen, dass durch Stress Muskelanspannungen entstehen, die negative Folgen für den Organismus mit sich bringen. Mit regelmäßigem Ausdauersport kann man hier effektiv entgegenwirken. Joggen, Aerobic, Radfahren, schnelles Laufen und Schwimmen halten den Stresspegel unten und helfen dem Körper, mit Stress besser umzugehen.

Die einfachste Maßnahme, die Verdauung und somit die Beseitigung des Candidas zu unterstützen besteht in einem täglichen Verdauungsspaziergang. Sicher ist es bequemer, nach einem leckeren Abendessen den Tag auf der Couch ausklingen zu lassen, dabei die Füße hoch, den Fernseher an und in greifbarer Nähe die Chipstüte und ein kühles Bier. Währenddessen verbleibt der abendliche Nahrungsbrei regungslos in Bauchhöhe und sorgt für geschmeidiges Dahindämmern vor der allabendlichen Flimmerkiste.

Ein Supergau für den Verdauungsapparat – den Candida wird`s freuen!

Auch wenn`s schwer fällt – raffen Sie sich auf, nehmen Sie Ihren Dackel an die Leine und spazieren Sie abends wenigstens um den kleinen Häuserblock, und steigern Sie diese Etappen nach und nach, bis sie 45 Minuten schaffen. Es geht bei Sport und Bewegung nicht darum, falschen Ehrgeiz zu entwickeln und zum Hochleistungssportler zu mutieren, sondern es geht um regelmäßige und moderate Aktivitäten. Das wird den Candida dann weniger freuen!

Im Übrigen profitiert auch das Immunsystem von Sport und Bewegung, so dass dieses den Candida effektiver abwehren kann. Lesen Sie hierzu auch das Kapitel „Immunsystem stärken".

Optimale Verdauung als Basis für eine gesunde Darmflora

An Verdauung denkt man meistens erst dann, wenn sie nicht mehr funktioniert. Und dann ist es meistens schon zu spät bzw. der Weg zurück ein langer ist.

Verdauungsprobleme sind ein riesengroßes Problem, in den USA stehen verdauungsbedingte Erkrankungen inzwischen an 3. Stelle in der Krankheitsliga, und bis zu 70 Mio. Menschen sollen von krankhaften Verdauungsproblemen betroffen sein. Es ist anzunehmen, dass die Verhältnisse in Deutschland ähnlich sind.

Was die Verdauung mit Candida zu tun hat? Nun, eine funktionierende Verdauung ist **die** Grundlage für einen gesunden Darm. Klappt es mit der Verdauung nicht, hat dies weitreichende Folgen für den gesamten Körper, eine Beeinträchtigung der Darmflora in Kombination mit Hefepilzen ist nur eine davon.

Wird die verzehrte Nahrung nicht ausreichend verdaut, hinterlässt dies Spuren, indem der Nahrungsbrei zu Zersetzungsprozessen führt, bei denen Giftstoffe und Fuselalkohole entstehen. Je öfter dies geschieht, umso schwerwiegender und nachhaltiger kommt es zu Schädigungen der Darmflora, was die Ausbreitung von Candida-Pilzen begünstigt.

Es ist also nie allein die Qualität der Ernährung maßgeblich für die Gesundheit, sondern ebenso auch die Qualität der Verdauung. Wenn diese beeinträchtigt ist, kann auch noch so gesundes und nährstoffreiches Essen auf Dauer krank machen.

Warum eine Verdauung nicht optimal funktioniert, hat verschiedene Gründe, die sich erst nach genauerer Betrachtung erschließen, denn der gesamte Verdauungsprozess ist äußerst komplex und von vielen unterschiedlichen Faktoren abhängig. Eigentlich ist die Verdauung nichts anderes als eine Umwandlung der aufgenommenen Nahrung in einzelne Bausteine, die der Körper in der Lage ist zu verwerten. Hieraus gewinnt der Körper lebensnotwendige Energie, sei es zum Atmen, Denken, Schlafen, Essen und Bewegen.

Verdauung beginnt im Mund

Ob eine Verdauung optimal funktioniert oder nicht, entscheidet sich zum großen Teil bereits im Mund. Denn die hier angesiedelten Speichelenzyme tragen maßgeblich dazu bei, dass die aufgenommene Nahrung schon vor dem Eintreffen im Darm in biochemische Vorstufen zerlegt werden kann. Täglich produzieren die an der Bildung von Speichel beteiligten Drüsen 1 bis 1,5 Liter Speichel.

Diesen jedoch macht man sich in der heutigen schnelllebigen Zeit, in der das Essen nur noch im Vorbeilaufen als notwendiges Übel geschieht, nicht mehr ausreichend zunutze. Es wird zu wenig gekaut, weil schnelles Runterschlucken Zeit spart. Dabei ist gründliches Kauen und Einspeicheln der Nahrung ein wichtiger Prozess in der Abfolge der gesamten Verdauung wie schon die altbekannte Weisheit „gut gekaut ist halb verdaut" besagt.

Je mehr die Nahrung schon vorverdaut wird, umso weniger wird der Magen-Darm-Trakt strapaziert. So lassen sich manches Mal Verdauungsprobleme wie Sodbrennen, Magenschmerzen oder Völlegefühl allein durch intensiveres Kauen lindern.

Verdauungsschwäche

Je nach Nahrungsbestandteilen verweilt der Speisebrei zwischen einer und fünf Stunden im Magen. Hier sorgen Enzyme, Salzsäure und Verdauungssäfte für eine Weiterverarbeitung der Nahrung. Sind diese Verdauungshelfer nicht ausreichend vorhanden, kann das zu Verdauungsstörungen führen.

Neben Magen, Leber und Galle spielt die Bauchspeicheldrüse eine wichtige Funktion während des Verdauungsprozesses. Besteht eine Verdauungsschwäche, ist diese häufig in einer Unterfunktion der Bauchspeicheldrüse zu finden, die sich durch einen Enzymmangel äußert und durch die Gabe bestimmter Enzympräprate zu jeder Mahlzeit behandelt wird.

Desweiteren kann aber auch eine unzureichende Produktion von Magensäure und Galle zu einer Verdauungsschwäche führen. Das Fehlen von ausreichender Magensäure kann verschiedene Ursachen haben. So kann ein zu geringer Verzehr von Salz vorliegen, aber auch ein Eisenmangel. Eisen ist

an der Bildung von Magensäure beteiligt, so dass Personen mit einer Eisenmangelanämie häufig über zu wenig Magensäure verfügen.
Wichtig zu wissen ist auch, dass bestimmte Basenpräparate, die nicht auf Citraten basieren, den eigentlich sauren pH-Wert der Magensäure basischer werden lassen, infolgedessen die Nahrung nicht ausreichend verdaut werden kann.
Von einer Verdauungsschwäche sind häufig Personen mit einer Schadstoffbelastung (z. B. Quecksilber, Blei, Nickel) betroffen. Lagern sich diese in den Verdauungsorganen ab, kommt es zu Einschränkungen der Verdauungsprozesse aufgrund fehlender Bauchspeicheldrüsenenzyme und/oder einer gestörten Darmflora.

Unverträgliche Nahrungsmittel

Auch der Verzehr von unverträglichen Lebensmitteln kann dazu führen, dass Nahrungsbestandteile nicht ausreichend verstoffwechselt werden. Hierbei kann es sich um Nahrungsmittel handeln, auf die man allergisch oder intolerant reagiert.

So sollte bei einem begründeten Verdacht abgeklärt werden, ob evtl. eine Fructose-, Histamin-, Laktose- oder Glutenintoleranz vorliegt. Wird dies nicht berücksichtigt, und werden dem Körper ständig unverträgliche Lebensmittel zugemutet, wird eine Darmsanierung einschließlich einer Candida-Therapie niemals erfolgreich verlaufen.

Nahrungsmittel, die nicht vertragen werden, führen zu Gärungs- und Fäulnisprozessen im Darm. Als Folge erkrankt die Darmflora, zudem wird die Darmschleimhaut großporiger mit dem Resultat, dass diese durchlässig wird und sich das Leaky Gut Syndrom entwickelt.

Außerdem wird die Darmschleimhaut aufgrund der unverträglichen Nahrungsmittel ständig gereizt, was zu immer wiederkehrenden Entzündungen führen kann.

Zu große Mengen

Die Natur hat nicht ohne Grund eine Art Essbremse eingeführt, die sich Sättigungsgefühl nennt. Dieses wichtige Körpersignal jedoch wird allzu oft nicht wahrgenommen, so dass viel zu große Nahrungsmengen verzehrt werden. Unverdaute Nahrungsreste mit Gärungsprozessen im Darm sind häufig die Folge.

Kombination von Nahrungsmitteln

Haben Sie sich schon mal gewundert, dass Sie einzelne Nahrungsbestandteile problemlos vertragen, aber Ihnen eine bestimmte Mahlzeit, in der diese Bestandteile gemeinsam enthalten sind immer wieder Probleme bereitet? Überprüfen Sie in diesem Fällen die Kombination, denn genau hier könnte der Knackpunkt liegen.

Es gibt Nahrungsmittel, die in einer gemeinsamen Mahlzeit gut verträglich sind, aber es gibt auch Kombinationen, die die Verdauung sehr erschweren. Wenn man unter Verdauungsproblemen leidet, sollte auf diesen Aspekt geachtet werden.

So gilt z. B. Joghurt mit Müsli und Früchten als sehr schwer verdaulich. Auch Kombinationen aus Getreideprodukten und sauren Früchten führen meistens zu einem verdaulichen „Supergau". Meiden Sie z. B. auch große Mengen an tierischen Produkten in Kombination mit Getreideprodukten wie Brot und Nudeln.

Ist die Verdauungskraft sehr stark eingeschränkt, so hat es sich schon oft als hilfreich erwiesen, pro Mahlzeit nur ein Nahrungsmittel zu verzehren. Dies entlastet den Verdauungsapparat sehr. Erfolgreich ist in diesen Fällen auch die Trennkosternährung, bei der eiweißhaltige und kohlenhydrathaltige Nahrungsmittel nicht gemeinsam in einer Mahlzeit enthalten sind.

Gesunde Kost ist nicht immer gesund

Wenn Probleme mit der Verdauung bestehen, ist Vorsicht bei Rohkost und Vollwertkost angeraten. Besonders für einen geschädigten Darm sind derartige Lebensmittel kaum zu verdauen, so dass schnell Gärungsprozesse auftreten.

Also Vorsicht mit vermeintlich gesunder Kost! Sie ist nur für den gesund, der sie auch verträgt, d. h. der sie auch verdauen kann.

Essenszeit

Vermeiden Sie, abends Rohkost oder Eiweiß in großen Mengen zu essen. Da der Verdauungsapparat abends und nachts auf Sparflamme läuft, kann die spät verzehrte Nahrung nicht ausreichend verdaut werden. So können der Obstsalat oder die Schweinshaxe womöglich die ganze Nacht buchstäblich quer im Magen liegen.

Candida-Therapie bei Schwermetallbelastungen

Wenn eine Schwermetallbelastung besteht, ist es eine große Herausforderung, den Candida vollständig und auf Dauer zu beseitigen. Insbesondere gilt dies bei Amalgamfüllungen und anderen Schwermetallen, die sich im Mund befinden, da hierdurch täglich hochgiftige Schadstoffe freigesetzt werden, die das Pilzwachstum begünstigen. Besonders kritisch ist Quecksilber aus Zahnplomben zu sehen.

Quecksilber gehört zu den giftigsten Substanzen, die auf der Erde zu finden sind, dennoch wird es seit etlichen Jahrzehnten als Zahnfüllstoff verwendet. Es wird inzwischen mit zahlreichen schwerwiegenden Erkrankungen in Zusammenhang gebracht.
Da Quecksilber unter anderem das Immunsystem stark beeinträchtigt, können sich Pilze im Darm leichter ausbreiten. So lange also Amalgamfüllungen vorhanden sind, wird es kaum gelingen, den Candida loszuwerden.
Demzufolge ist es in diesen Fällen meistens unverzichtbar, nicht nur die Pilze als solche zu behandeln, sondern auch die Amalgamfüllungen zu entfernen. Doch sind hierbei einige wichtige Dinge zu beachten, um keine bösen Überraschungen zu erleben.

So muss man wissen, dass die Pilze einen natürlichen Schutz gegen Schwermetalle darstellen. Beseitigt man die Pilze, vernichtet man diese Schutzfunktion, und es werden nicht nur Zerfallsprodukte der Pilze freigesetzt, sondern auch die zuvor gebundenen und eingelagerten Schwermetalle wie etwa Quecksilberkomplexe. Das kann zu heftigen Nebenerscheinungen führen, die sich durch vielschichtige Symptome zeigen. So kann sich beispielsweise ein bereits vorhandener Haarausfall in diesem Moment verstärken, ebenso können sich andere bestehende Symptome verschlechtern und neue hinzukommen.

Besonders bedenklich ist die Gefahr, dass eine Umverteilung des Quecksilbers in andere Körperbereiche wie insbesondere in Gehirn und Rückenmark erfolgen kann, was das Risiko von ernsthaften gesundheitlichen Risiken birgt.

Aus diesem Grund sind einige Vorkehrungen zu beachten. Besonders betrifft dies die Reihenfolge der Herangehensweise, zu der es bislang sehr unterschiedliche Auffassungen gibt. Während einige Therapeuten dafür plädieren, eine Schwermetallbeseitung parallel zur Pilzbehandlung durchzuführen, favorisieren andere zunächst eine Pilzbehandlung kombiniert mit einer Auffüllung von wichtigen Nährstoffen und einer daran anschließenden Beseitigung der Schwermetalle. Einige Therapeuten hingegen lehnen eine reine Pilzbehandlung schlichtweg ab, sondern plädieren stattdessen für eine alleinige Schwermetallausleitung. Eine Pilzbelastung würde sich anschießend meistens von alleine geben.

Einigkeit scheint allerdings dahingehend zu bestehen, dass unabhängig von der Reihenfolge bei einer schwermetallbedingten Pilzbelastung immer eine Verabreichung von schadstoffbindenden Präparaten erfolgen sollte. Je nach Ausprägung des Krankheitsbildes kommen hierfür Heilerde, Zeolith, Medizinische Kohle und Chelatbildner wie DMPS, DMSA und EDTA in Betracht.

Eine so komplexe und nicht ungefährliche schwermetallbedingte Pilzbelastung gehört in erfahrene Hände eines Umweltmediziners oder entsprechend versierten Heilpraktikers.

Amalgamentfernung und Schwermetallausleitung

Wenn eine Candida-Infektion in Verbindung mit einer chronischen Schwermetallvergiftung steht, ist eine Beseitigung der Schadstoffe unverzichtbar! Liegt beispielsweise eine Quecksilberbelastung bedingt durch Amalgamfüllungen vor, müssen diese fachgerecht entfernt werden. Ebenso sind palladiumhaltige und ggf. auch goldhaltige Dentalstoffe zu entfernen, die sich z. B. in Brücken und Inlays befinden.

Ob eine Schwermetallbelastung vorliegt, ist nicht leicht herauszufinden und sollte nur durch entsprechend erfahrene Therapeuten überprüft werden, um keine falsch negativen Ergebnisse hervorzubringen. Am zuverlässigsten gelten Testverfahren, bei denen mittels Chelatbildnern wie DMPS, DMSA oder EDTA Schwermetalle mobilisiert werden. Diese Substanzen sind in der Lage, Schwermetalle im Körper zu binden und diese über Nieren und Darm auszuscheiden. Bei entsprechenden Urin- und Stuhlprobenuntersuchungen können nach der Verabreichung von Chelatbildnern Schwermetalle in den Proben festgestellt werden.

Hierbei werden verschiedene Metallbelastungen untersucht wie Quecksilber, Palladium, Blei, Chrom, Nickel und Kupfer. Zeigen sich im Test keine erhöhten Werte, ist dies dennoch kein Beweis für eine Nichtbelastung! Da sich Schwermetalle in Depots (Bindegewebe, Knochen, Organen, Gehirn etc.) befinden und nicht stetig in Bewegung sind, kommen die Schadstoffe nicht zwangsläufig bei jeder Einnahme von Chelatbildnern über den Urin oder Stuhl zum Vorschein.

Liegt der Verdacht nahe, dass trotz eines eventuellen negativen Testergebnisses Schwermetalle eine Rolle im Krankheitsgeschehen spielen, ist die erneute Durchführung eines Tests zu einem späteren Zeitpunkt sinnvoll.
Es gibt noch einige weitere Verfahren, die sich zur Feststellung einer Schwermetallbelastung eignen. Allerdings sind sie nicht so aussagekräftig wie die o. g. Testmethoden, weil sie in der Regel nichts über die vorhandene Belastungsmenge aussagen. Als erste Orientierung oder auch als zusätzliche Bestätigung können sie jedoch sinnvoll sein.

Besonders Heilpraktiker, aber auch vereinzelte privatärztliche Arztpraxen, setzen diese Testmethoden ein wie beispielsweise Bioresonanz, Vegacheck, Akupunktur nach Voll, ETA Scan, Dunkelfeldmikroskopie, Kinesiologie und Haarmineralanalysen.

Eine Schwermetallbelastung kann auch vorliegen, wenn sich besagte Dentalfüllstoffe längst nicht mehr in den Zähnen befinden. So kommt es immer wieder vor, dass erst nach Entfernung von Amalgam gesundheitliche Probleme auftreten. Dies ist meist dann der Fall, wenn die Amalgamentfernung nicht mit Schutzmaßnahmen wie Kofferdamm, Absaugsystem und anschliessender Ausleitung mit orthomolekularen Mitteln oder Chelatbildnern wie DMPS, DMSA oder EDTA erfolgt.

Eine Entfernung von Amalgam ist immer mit Risiken verbunden, denn ohne Schutzmaßnahmen werden während der Behandlung freiwerdende Quecksilberdämpfe über die Nase eingeatmet und Amalgamteilchen heruntergeschluckt. Durch das falsche Entfernen wird großer Schaden angerichtet, denn das Quecksilber kann sich im ganzen Körper verteilen. Als besonders quecksilberanziehend gelten Eierstöcke, Prostata, Haare, Gehirn, Bauchspeicheldrüse, Darm, Leber und Nieren. Die Entwicklung einer chronischen Quecksilbervergiftung nimmt dann ihren Lauf, wenn nicht baldmöglichst mit Entgiftungsmaßnahmen begonnen wird.

Zu beachten ist bei einer Amalgamentfernung außerdem, dass anschließend kein Gold verwendet werden sollte! Durch Gold wird die Ausleitung des Quecksilbers erschwert, zudem ist die Materialverträglichkeit von amalgambelasteten Personen meistens extrem eingeschränkt, so dass keine Metalle, sondern nur noch bestimmte Zemente, Kunststoffe und Keramikstoffe möglich sind.

Das Amalgam, das in Zahnarztpraxen entfernt wird, muss übrigens als Sondermüll entsorgt werden. Stellt sich die Frage, warum man diesen „Sondermüll" im Mund tragen darf...

Chronische Candida-Infektion

Haben Sie bereits mehrfach Antipilztherapien durchgeführt, und nach kürzester Zeit stand der Candida schon wieder vor der Tür? Sie sind frustriert, ratlos oder schon ganz verzweifelt?

Ein kleiner Trost: Sie sind mit diesem Problem nicht allein.

Ein großer Trost: Es gibt Möglichkeiten, dass Sie von nun an Erfolg haben werden!

Chronische oder stetig wiederkehrende Candida-Infektionen sind für Therapeuten und Betroffenen gleichermaßen eine große Herausforderung.

In vielen Fällen liegt der fehlende Behandlungserfolg in einem unzureichenden Therapiekonzept. Vielfach besteht dieses aus zu wenigen Maßnahmen wie beispielsweise der alleinigen Verabreichung von Antimykotika. Andere Therapievorschläge basieren lediglich aus einer Antipilzdiät oder Probiotika.

Wenn Sie das Buch bis hierher gelesen haben, wissen Sie, dass all das nicht funktionieren wird! Es ist unverzichtbar, eine effektive und vor allen Dingen nachhaltige Candida-Therapie auf mehrere Säulen zu stellen, und zwar:

- Antipilzdiät
- Antimykotikum für Darm und Mundhöhle
- Probiotika
- Zahnsanierung (Zahnstein- und Kariesbeseitigung)
- hygienische Maßnahmen (z. B. Zahnbürste desinfizieren)
- Partnerbehandlung
- Immunsystemaufbau
- Stärkung der Verdauung bei Verdauungsschwäche
- ggf. Schwermetallbeseitigung

Fehlt auch nur eine dieser essentiellen Maßnahmen, wird es kaum möglich sein, den Candida dauerhaft vor die Tür zu setzen.

Ob eine Therapie erfolgreich sein wird, ist darüber hinaus auch von der Behandlungsdauer abhängig. Ein häufiges Manko liegt darin, dass antimykotische Medikamente für eine viel zu kurze Dauer verordnet werden. Dies ist im Hinblick auf mögliche Nebenwirkungen und Belastungen für die Entgiftungsorgane (insb. Leber) nachvollziehbar, aber um die Pilze dauerhaft loszuwerden, reicht es halt nicht. So stehen schon kurze Zeit nach dem Absetzen der Antimykotika die Pilze wieder vor der Tür.

Wenn eine langfristige Einnahme der Medikamente nicht möglich ist, sollten stattdessen Präparate eingesetzt werden, die für einen langfristigen Einsatz geeignet sind und den Körper nicht so stark belasten. In Frage kommen natürliche Antimykotika sowie Rizolöle. Gerade letztere konnten bei chronischem Pilzbefall beachtliche Erfolge aufweisen.

Wenn all das immer noch nicht ausreicht und die Pilze dennoch immer wieder auf der Matte stehen, zeigt sich bei vielen Betroffenen, dass das Thema Schwermetalle nicht ausreichend berücksichtigt wurde. Entweder wurde eine Schwermetallbelastung nicht festgestellt und somit nicht behandelt oder die Ausleitung erfolgte nur unzureichend.

Das Thema ist äußerst komplex, einige weitere Informationen erhalten Sie hierzu in dem Kapitel „Schwermetalle als Ursache" sowie in dem Buch „Entgiften von A-Z" (www.Bloch-Verlag.de).

Desweiteren können zusätzliche Therapiemaßnahmen ergriffen werden wie:

- Autovaccine
- Stuhltransplantation
- Patientenadaptierte Probiotika

All diese Maßnahmen sind nicht sehr verbreitet und nur themenrelevanten Therapeuten vertraut.

Antipilzdiät - die Basis der Candida-Therapie

Eine erfolgreiche und nachhaltige Candida-Behandlung kann immer nur so gut sein, wie die Ernährung angepasst wird. Selbst wenn alle anderen relevanten Therapiebausteine einbezogen werden, laufen sie ins Leere, wenn nach wie vor Lebensmittel verzehrt werden, von denen sich die Pilze ernähren.

Am wichtigsten ist es, während der Antipilzdiät auf Zucker, Hefe und Weißmehl zu verzichten, denn damit wird dem Candida die entscheidende Ernährungsgrundlage entzogen und die weitere Vermehrung verhindert.

So wie es Lebensmittel gibt, die das Wachstum der Pilze ankurbeln, gibt es auch einige, die bei der Eliminierung aktiv mithelfen und in die Diät aufgenommen werden sollten. Hierzu zählen Knoblauch, Kokosöl, Olivenöl, Zwiebeln sowie faserhaltige und ballaststoffreiche Nahrungsmittel. Hierbei gilt allerdings der Grundsatz „so viel wie möglich, aber nur so viel wie nötig", denn je geschädigter ein Darm ist, umso weniger kann er mit ballaststoffreicher Ernährung umgehen. Die Verdauung erfolgt dann nur unzureichend und führt zu Gärungsprozessen, die beim Candida kontraindiziert sind.

Doch in einem gesunden und individuell verträglichen Maß sind Pflanzenfasern eine hilfreiche Unterstützung bei der Bekämpfung des Candidas. So können sie nicht nur die Zottenzwischenräume im Darm reinigen und die hier nistenden Hefepilze hinaus befördern, sondern sie sorgen auch für eine regelmäßige Verdauung. Enthalten sind wichtige Faserstoffe in Gemüse und Vollwertkost.

Zwar finden sich diese auch in den meisten Obstsorten in reichhaltiger Fülle, aber aufgrund des hohen Fructoseanteils gehören sie während der Antipilzdiät nicht auf den Speiseplan. Der Fruchtzucker ist nicht nur in frischem Obst enthalten, sondern auch in allen konservierten Obstvarianten wie Tiefkühlkost, Dosenobst und Obstsäften. Besonders fructosehaltig sind Trockenobstsorten wie Rosinen, Backpflaumen, Datteln, Bananen, Ananas, Apfelringe und Feigen.

Eine Antipilzdiät bedeutet für die meisten Personen eine sehr gravierende Umstellung der bisherigen Essgewohnheiten. Besonders herausfordernd ist sie für Kinder, denen der Verzicht auf Süßigkeiten und Co. besonders schwer

fällt. Das Einbeziehen von Bezugspersonen wie Lehrer und Eltern befreundeter Kinder ist meistens unumgänglich.
Nur so kann verhindert werden, dass die hart erarbeiteten Diäterfolge etwa durch eine einzige Kindergeburtstagsparty wieder zunichte gemacht werden.

Doch auch für viele Erwachsene ist der Verzicht auf zuckerhaltige Lebensmittel alles andere als leicht und bedeutet eine große Anstrengung. Insofern sollte der Therapiebeginn in weiser Voraussicht geplant werden und zu einem günstigen Zeitpunkt starten. Es ist wenig erfolgversprechend, wenn man direkt vor einem Urlaub, einem Familienfest, einer Klassenfahrt oder in einer sehr stressigen Phase beginnen will.

So könnte Ihr Tagesmenü aussehen:

Frühstücksideen:

gekochtes Ei oder Rührei mit Schinken, Geflügelstreifen (nicht gebraten), Gemüsesaft mit einer zerdrückten Knoblauchzehe, Knäckebrot mit Wurst oder Käse.

Zwischenmahlzeiten:

Grüne Smoothies, Kokosmilch, Mozzarella, Käse, rohes Sauerkraut, Naturjoghurt, Tomaten, Gurken, Avocado.

Mittag- und Abendessen:

Fleisch, Fisch oder Geflügel gedünstet oder gegrillt und mit einer Portion Salat oder Gemüse als Beilage. Ideal sind Brokkoli, Chinakohl, Spinat und Zucchini.

Kohlenhydratfreie Ernährung

Obwohl eine kohlenhydratarme Antipilzdiät schon weitreichende Einschränkungen in der alltäglichen Ernährung bedeutet, gibt es einige Therapeuten, denen sie noch nicht weit genug geht. So empfehlen sie besonders bei hartnäckigen und immer wiederkehrenden Candida-Infektionen eine weitestgehend kohlenhydratfreie Ernährungsweise.

Dies geschieht mit der Begründung, dass sich Pilze nicht allein von einfachen Kohlenhydraten, sondern auch von komplexen ernähren würden. Diese Therapeuten berufen sich auf Beobachtungen bei Patienten, die trotz eingehender Behandlung den Candida nicht endgültig besiegen konnten. Erst durch die drastische Reduzierung der Kohlenhydrate auf ein Minimum konnten Therapieerfolge erreicht werden. Derart kohlenhydratarme Ernährungsweisen sind mit Low Carb-Diät und Steinzeit bzw. Paleo vergleichbar.

Zucker – die unterschätzte Gefahr nicht nur bei Candida

Kaum vorstellbar, aber dennoch wahr – bis vor einigen Jahrzehnten war der Verzehr von Zucker noch eine sonntägliche Ausnahme und war bis dato aristokratischen und wohlhabenden Kreisen vorbehalten. Erst die Massenproduktion in der Lebensmittelindustrie, deren Aufschwung in den1950-er Jahren ihren Anfang nahm, ermöglichte Zucker für jedermann. Damit wurde kurzerhand die einstige Ernährungspyramide auf den Kopf gestellt. Nicht ohne Folgen, die inzwischen von Ernährungsexperten als äußerst kritisch bewertet werden und nicht nur für Personen mit Pilzinfektion relevant sind.

Versuchen Sie sich an Ihre Kindheit zu erinnern, sofern Sie älter als 50 Jahre sind. Denn zu Ihrer Kinderzeit gab es noch viel selbst zubereitetes Essen, Früchte und Gemüse kamen aus dem eigenen Garten. Süßigkeiten waren Ausnahmen und fanden hauptsächlich sonntags oder zu besonderen Ereignissen statt. Kinder waren weniger dick, Erwachsene weniger krank. Viele heutige Zivilisationskrankheiten (insbesondere Diabetes) waren eine Seltenheit, Candida-Infektionen übrigens auch.

Die Liste der negativen Auswirkungen auf unseren Körper ist lang. Sehr lang, denn zahlreiche Krankheiten und Befindlichkeitsstörungen sind auf einen viel zu hohen Zuckerkonsum zurückzuführen.

So zum Beispiel Müdigkeit, (sofern sie durch nichts anderes zu erklären ist), Energielosigkeit bis hin zu Depressionen. Auch Angstzustände und Magen-Darmprobleme können durch zu viel Zucker ausgelöst sein. Weiterhin

Hyperaktivität, Nervosität, Konzentrationsschwäche, Schlafstörungen und Haarausfall sowie Hauterkrankungen. Ganz besonders ungünstig zeigt sich die Auswirkung auf das Immunsystem, da dieses nicht mehr in der Lage ist, seinen Aufgaben gerecht zu werden, um den Körper vor Eindringlingen zu schützen. Stetig wiederkehrende Infektionen können genau hier ihren Ursprung haben.

Zunehmend steht auch die Entstehung diverser heutiger Zivilisationserkrankungen unter Verdacht, durch Zucker begünstigt zu werden. Immer öfter wird auch das Krebsgeschehen in Zusammenhang mit einem zu hohen Zuckerkonsum gesehen. Wenn man weiß, dass sich Krebszellen von Zucker ernähren und dieser quasi wie ein Dünger auf mutierte Zellen wirkt und damit das Tumorwachstum regelrecht anheizt, dann verwundert diese Annahme nicht. Auch die explosionsartige Ausweitung von Diabetes in den letzten 20 Jahren wird auf den immensen Zuckerkonsum zurückgeführt.

Schon vor Jahren setzte sich der bekannte und respektierte Ernährungsexperte Dr. Max Otto Bruker zu Lebzeiten für den Verzicht von Zucker ein. Dabei vertrat er die Meinung, dass eine noch so gesunde Ernährungsweise wenig ausrichten könne, so lange nicht auf Zucker verzichtet würde.

Warum Zucker eine so bedenkliche Substanz im Hinblick auf die Gesundheit ist, zeigt sich bei genauerer Betrachtung des Wirkmechanismus. Hier nimmt das Insulingeschehen eine zentrale Rolle ein, denn die meisten Zuckersorten führen zu einem drastischen Anstieg des Insulinspiegels. Doch genau hier liegt der Hase im Pfeffer, denn ein unausgeglichener Insulinspiegel mit zu schnellem An- und Abstieg hat mannigfaltige negative Einflüsse auf den menschlichen Organismus und unterstützt die Entstehung von chronischen Erkrankungen wie etwa Diabetes. Zudem führt ein zu hoher Insulinspiegel zu einem Insulinmangel im Gehirn. Dies kann Ausfallerscheinungen im Gehirn auslösen und die Entstehung von Alzheimer begünstigen.

Wird der Körper mit zu viel Zucker überflutet, muss der Körper entgegenarbeiten, was durch eine erhöhte Ausschüttung an Insulin erfolgt. Doch darauf folgt ein niedriger Zuckerstand im Körper, der auch Unterzuckerung genannt wird.
Die Folgen können sein: Heißhunger, Herzrasen oder Schweißausbrüche. Sogar Aggressionen und Sprachstörungen können folgen, ebenso Sehstörungen, Unruhe und Gereiztheit.

Die Hochs und Tiefs bei der Zuckerversorgung bereiten dem Körper eine Art Dauerstress. Bei Kindern kommt es zu Hyperaktivität oder Müdigkeit sowie Nervosität. Es kommen unklare Bauchschmerzen hinzu oder Kopfschmerzen, sogar Ohnmachtsanfälle. Wichtig ist es, Unterzuckerungen zu vermeiden. Ein Absacken unter den Basiswert gilt es immer zu verhindern.

Suchtpotential von Zucker

Zucker macht süchtig und das sogar legal!

Schon lange weisen Experten darauf hin, dass Zucker über ein hohes Suchtpotential verfügt und eine äußerst ernst zu nehmende Droge ist. Jeder, der schon mal versucht hat, von seinen heiß geliebten Süßigkeiten loszukommen, weiß ein Lied davon zu singen, wie sehr der Zucker einen in der Zange hält. Es ist mit großen Anstrengungen verbunden und fast noch anstrengender ist es, den Zuckerverzicht auf Dauer durchzuhalten.

Das Suchtpotential lässt sich auch daran erkennen, dass man stetig höhere Dosierungen benötigt, um das Suchtverlangen zu befriedigen. Schleichend, ohne dass es derjenige selbst wahrnimmt, steigt die individuelle Toleranzgrenze, bei der sich das erhoffte positive Glücksgefühl einstellt, stetig weiter. Da ist ganz egal, um welche Droge es sich handelt, denn dieser Wirkmechanismus ist immer die Grundvoraussetzung für eine Substanz, dass diese als Suchtmittel gilt.

Der exakte Suchtmechanismus, der durch Zucker in Gang gesetzt wird, ist nicht bis ins kleinste Detail entschlüsselt, dennoch weiß man, dass regelmäßiger Zuckerverzehr die körperliche Biochemie verändert und eine Abhängigkeit entsteht. Es gibt sogar Fachleute, die soweit gehen zu behaupten, dass der Konsum von Zucker zu vergleichbaren Gehirnveränderungen führe, wie man sie von der Abhängigkeit von Kokain, Heroin und Morphin kennt.

Ähnlich, wenn gleich auch in deutlich abgeschwächter Form, zeigen sich Entzugserscheinungen, wenn man versucht vom Zucker loszukommen. Setzt man Zucker abrupt ab, anstatt den Konsum kontinuierlich in kleinen Schritten zu reduzieren, reagiert der Körper mit Nervosität, Kopfschmerzen oder Müdigkeit. Es kann einige Tage dauern, bis sich der Körper an die neue Situation gewöhnt hat.

Der süße Zahn – der beste Freund vom Candida

Kaum jemand, der von Candida betroffen ist, hat ihn nicht - den süßen Zahn. Mehrmals am Tag macht er auf sich aufmerksam, nicht mit üblichen Zahnschmerzen, Kältemempfindlichkeit oder anderen Mißempfindungen. Man kann ihn nicht sehen, sondern nur spüren. Somit ist er vor dem Zahnarzt äußerst sicher, denn dieser kann ihm nicht mit Bohrer und Zange zu Leibe rücken. So betrachtet eigentlich gar nicht schlecht, dieser Zahn.

Schade – wird manch Betroffener sagen, das wäre eine so einfache Lösung, wenn man ihn auf diese Weise los werden könnte.

Denn da sind so manche lästige Dinge, die einem gehörig auf die Nerven gehen. So macht der süße Zahn schon nervös, sobald er sich vernachlässigt fühlt. Dabei geht es nicht darum, ihm etwas Aufmerksamkeit zu schenken wie einem kleinen Kind, er fordert auch keine Streicheleinheiten ein wie ein Schoßhund oder ein beleidigter Dackel. Er fordert einfach ein bisschen was Süßes, und schon ist er ruhig.

Die größte Schwachstelle des süßen Zahns ist das Schwachwerden als solches. Das ist nicht nur lästig, sondern nervt, denn sobald er ein Stück Kuchen oder Schokolade vor die Nase bekommt, wird er schwach und alle guten Vorsätze platzen wie eine Seifenblase in null Komma nix.

Das ist nicht gut fürs Gewissen, und erst recht nicht für die Waage und Zähne. Aber es ist gut für unseren Untermieter Candida, der sich in diesen Momenten wie ein Sonnenkönig fühlt und auch entsprechend aufführt. Er strotzt in diesen zuckerüberfluteten Phasen nicht nur vor Gesundheit, sondern nutzt diese Gelegenheit gleichsam für seine unkontrollierte Vermehrung.
Zu sagen „der vermehrt sich wie die Karnickel" dürfte hier eine gnadenlose Untertreibung sein.

Was des einen Freud ist des anderen Leid, denn derjenige, der dem Candida gerade Unterschlupf gewährt, gerät ordentlich in die Bredouille. Die Party des Candidas büßt er mit prall gefülltem Bauch, begleitet von heftigen Partygeräuschen, Trommelorchester und nebelschwadiger Luft, die seinesgleichen sucht.

Ein willkommener Anlass, für den „Vermieter", sich dem überborderden Leben des Candidas entgegenzusetzen, denn man muss sich ja wirklich nicht alles gefallen lassen. Besonders wenn dann noch die eigene Gesundheit drunter zu leiden hat, ist es des Vermieters gutes Recht, den guten Vorsätzen nun Taten folgen zu lassen.

Wäre da halt nicht der süße Zahn....

Er ist es, der so manchem Candida dazu verhilft, trotz Gegenwehr in seiner Hütte bleiben zu können und nicht vor die Tür gesetzt zu werden. Freund Candida vertraut darauf, dass der süße Zahn es schon richten und ständig für leckeren Nachschub sorgen wird.

Wenn er sich da mal nicht irrt! Denn wenn jemand die Nase so richtig voll hat von seinem süßen Zahn und allem, was dieser einem so einbrockt, dann kann er doch schneller ins Hintertreffen geraten als es ihm lieb ist!

Denn dann ist Schluss mit lustig und das wird anstrengend, wenn da eine ganze Armee antritt und den Candida aus seinem Revier vertreibt.

Da ist auf der einen Seite der süße Zahn, dessen Wünsche nicht mehr erfüllt werden. Denn Zucker und alles was auch nur irgendwie süß schmeckt, wird der süße Zahn bis auf weiteres nicht mehr zu Gesicht bekommen. Hinzu kommen Pillen, Dragees und Suspensionen, die den Candida auf grausame Weise verscheuchen werden. Alles, was sich aus der Candida-Familie nicht schnell genug auf und davon macht, wird zunichte gemacht und mit einem Hausverbot hinausbefördert.

Dass das eine wahrhaftige Kettenreaktion nach sich zieht, zeigt sich bei unserem Freund, dem süßen Zahn schon kurze Zeit später. Er wird ruhiger, meckert anfangs hier und da, aber verkrümelt sich immer mehr bis er eines Tages kaum noch in Erscheinung tritt. Heißhungerattacken ade, Blähungen, Gehirnnebel und Müdigkeit vorbei – hurra, denn auch der Candida ist weg!

Zuckerarten

Wenn man sich mit Candida beschäftigt, stolpert man schnell über das „leidige" Thema Zucker. Denn auf diesen gilt es fast komplett zu verzichten, ganz egal, unter welchem „Deckmäntelchen" sich der Zucker auch versteckt, sei es Dextrose, Honig, Fruchtzucker, Glukose, Saccharin oder was auch immer. Und selbst als „zuckerfrei" deklarierte Produkte sind nicht immer so zuckerfrei, wie es bei einer Antipilzdiät notwendig ist.

Zuckerfrei bedeutet, dass kein Haushaltszucker enthalten ist, mehr eigentlich nicht. So findet sich in sogenannten „zuckerfreien" Produkten oftmals Sorbitol oder Maltose. Ein Blick auf die genauen Inhaltsstoffe hilft weiter und ist unverzichtbar, wenn man auf der sicheren Seite sein möchte.

Doch genau das ist für Laien eine *Sisyphos-Arbeit, denn wer kennt sich wirklich so im Detail mit Lebensmittelinhaltsstoffen aus?*

Personen, die nicht komplett auf süßschmeckende Leckereien verzichten können oder wollen, haben es bei einer Candida-Therapie alles andere als leicht. Obwohl es inzwischen einige Alternativen zu herkömmlichem Haushaltszucker gibt, ist das Angebot für candidakonformen Zucker noch äußerst übersichtlich.

Und wenn man die künstlichen Süßungsmittel wie insbesondere Aspartam außen vor lässt, dann bleiben neben Stevia und Milchzucker keine weiteren Zuckerarten übrig, die bei einer Antipilzdiät möglich ist.

Stevia

Stevia ist pflanzlichen Ursprungs und wird schon seit Jahrhunderten in südamerikanischen Ländern zum Süßen verwendet. In europäischen Ländern wurde Stevia erst vor wenigen Jahren zugelassen, so dass inzwischen auch einige industriell hergestellte Lebensmittel dieses kalorienarme natürliche Süßungsmittel enthalten wie unter anderem Schokolade, Limonaden und Gummibärchen. Die Süßkraft ist sehr intensiv und liegt ca. 300-mal höher als beim herkömmlichen Haushaltszucker, ein gestrichener Teelöffel Steviapulver entspricht ca. 200 g Zucker.

Eine zurückhaltende Dosierung ist also zu empfehlen. Hält man sich nicht daran, übertüncht und dominiert der Stevia-Eigengeschmack schnell andere Inhaltsstoffe.

Überhaupt ist der Grundgeschmack für „Stevia-Neulinge" zu Beginn oft gewöhnungsbedürftig, und manch einer verzichtet am Ende lieber ganz auf Süßigkeiten als dass er Stevia verzehrt.

Inwieweit Stevia bitter schmeckt und an Lakritz erinnert, ist dabei nicht immer eine Frage der Menge, sondern auch des Herstellers. So ist es sinnvoll, verschiedene Anbieter auszuprobieren, wenn man mit dem Geschmack des ersten Produkts noch nicht glücklich wird.

Aber nicht nur der Geschmack ist ein relevantes Thema bei Stevia, sondern auch die Verträglichkeit. Bislang gibt es nur wenige Erfahrungen mit möglichen Unverträglichkeiten, so dass hierzu noch nicht viel berichtet wird. Es scheint jedoch bei manchen Anwendern zu Schlafproblemen (Ein- oder Durchschlafstörungen) zu kommen, besonders wenn Stevia spät am Abend verzehrt wird.

Stevia ist in verschiedenen Darreichungsformen erhältlich – als Pulver (weiß und grün), Tropfen und Tabs. Auch bei Steviaprodukten ist es unverzichtbar, einen genauen Blick auf die Inhaltsstoffe zu werfen, denn in einigen sind weitere Zuckerarten (z. B. Dextrose, Fructose, Sorbitol) enthalten, was bei der Antipilzdiät kontraproduktiv sein kann.

Milchzucker

Milchzucker wird auch als Laktose bezeichnet und ist ein Kohlenhydrat, das aus Milch gewonnen wird. Es besteht aus je einem Baustein Glukose und Galaktose. Candida-Hefepilze können diese Zuckerart nicht verstoffwechseln, stattdessen können sich die gesundheitsfördernden Darmbakterien davon ernähren, sodass Milchzucker die Darmflora unterstützt.

Allerdings gibt es bei dieser Zuckerart einige Einschränkungen zu beachten. Da ist auf der einen Seite die Milchzuckerunverträglichkeit (Laktose-intoleranz), von der viele Menschen betroffen sind und die diesen Zucker nicht vertragen.

Zudem verfügt Milchzucker über eine mild abführende und blähende Wirkung, so dass er in nicht zu hohen Mengen verzehrt werden sollte.
Hinsichtlich der Süßkraft verfügt Milchzucker nicht über die Intensität wie die meisten anderen alternativen Zuckersorten, so dass weitaus höhere Mengen benötigt werden.

Xylit

Wenn es eine Zuckerart gibt, über die im Zusammenhang mit Candida sehr kontrovers diskutiert wird, dann ist es Xylit.

Xylit wird auch als Xylitol oder Birkenzucker bezeichnet und ist ein natürlicher Zuckeralkohol, der unter anderem in Obstsorten wie Himbeeren und Erdbeeren vorkommt. Schon in etwas höheren Dosierungen wirkt er blähungsfördernd und abführend. Für einige Tiere ist der Verzehr schon in geringen Mengen gefährlich und kann bei einem stark sinkenden Blutzuckerspiegel sogar tödlich enden.

Während in englischsprachigen Quellen ein Verzicht bei Candida nicht empfohlen wird und einige Autoren angeben, dass sich Xylit sogar als Antipilzmittel eignen würde, sind die Meinungen in deutschsprachiger Literatur vorsichtiger bis hin zu abratend.

Zudem gibt es Überlegungen, ob sich nur bestimmte Candida-Arten von Xylit ernähren können. So gibt es Vermutungen, dass Candida krusei und Candida glabrata Xylit nicht verstoffwechseln können.
Aufgrund der anscheinend nach wie vor nicht eindeutigen Sachlage empfiehlt sich ein Verzicht auf Xylit, wenn man sich hinsichtlich des Candidas auf der sicheren Seite sehen möchte.

Inulin

Inulin besteht zu 90% aus Fructoseketten und ist in bestimmten Lebensmitteln naturbedingt enthalten wie beispielsweise in Chicorée. Einige Lebensmittelhersteller setzen Inulin ihren Produkten (z. B. Joghurt) zu, hauptsächlich jedoch findet man Inulin in Darmflorapräparaten.

Inulin ist nämlich eine gute Nahrungsgrundlage für die gesundheitsfördernden Darmbakterien, insofern ist es bei Candida eine akzeptable Zuckerart mit Einschränkungen.

Denn, ob Inulin tatsächlich in Frage kommt, hängt nach derzeitiger Kenntnis von der Candida-Art ab. Einige von ihnen sind nämlich in der Lage, Inulin zu verstoffwechseln, so dass es dann wie Dünger wirkt und für ein explosionsartiges Wachstum sorgt. Lesen Sie dazu das Kapitel „Pre- und Probiotika".

Oligofructose

Oligofructose besteht aus bis zu 10 Fructosemolekülen und kann von Candida-Hefepilzen nicht aufgespalten werden. Stattdessen ist Oligofructose eine Zuckerart, von der sich gesundheitsfördernde Darmbakterien ernähren können und somit die Darmflora unterstützt.

Aus diesem Grund ist Oligofructose ein häufiger Bestandteil von prebiotischen Darmpräparaten. Hier ist allerdings zu beachten, dass Personen mit Fructose-intoleranz Oligofructose nicht oder nur in geringen Mengen vertragen.

Aspartam

Aspartam ist der bekannteste synthetisch hergestellte Süßstoff. Dieser ist zwar grundsätzlich bei Candida möglich, weil die Hefepilze Aspartam nicht verstoffwechseln können, dennoch sollte man die Vor- und Nachteile abwägen.

Aspartam ist in über 9.000 Produkten enthalten, was einen genauen Überblick erschwert, bei welchen Lebensmitteln man mit ihm zu rechnen hat. Besonders häufig ist dies der Fall bei kalorienreduzierten Produkten, die mit „zuckerfrei" oder „light" deklariert sind sowie bei Colagetränken und Limonade. In der Diätindustrie ist Aspartam deswegen so beliebt, weil es keine Kalorien enthält.

Allerdings sollte man sich darüber bewusst sein, dass Aspartam nicht unbedenklich ist. Schon in den 1960-er Jahren wurden einige gravierende gesundheitliche Risiken anhand von Tierversuchen offenkundig.

Vom menschlichen Organismus weiß man mittlerweile, dass dieser Aspartam in seine Grundelemente aufschlüsselt und zwar in Asparaginsäure, Phenylalanin und Methanol. Letzteres kann zu Ameisensäure und Formaldehyd verstoffwechselt werden, woraus diverse gesundheitliche Beeinträchtigungen (neurologischer Art) resultieren können. Man spricht hier auch von einer „Aspartamvergiftung".

Inzwischen sind fast 100 Symptome dokumentiert, die in Verbindung mit Aspartam gebracht werden. Hierzu zählen unter anderem chronische Müdigkeit, Gewichtszunahme, Gelenkschmerzen und Schwindel. Desweiteren stehen auch schwerwiegende Erkrankungen wie Alzheimer, Parkinson, Hirnschäden, Multiple Sklerose, Erblindung und einige Tumorerkrankungen wie Gehirntumore, Bauchspeicheldrüsenkrebs und Brustkrebs unter Verdacht. Von einigen anderen Krankheiten wie etwa Fibromyalgie weiß man, dass ein Aspartamverzicht zu Verbesserungen führen kann.

Experten bewerten Aspartam als eine der gefährlichsten chemischen Substanzen überhaupt, die Lebensmitteln beigemischt wird. Es verbirgt sich meistens hinter der harmlos klingenden Ziffer E951, es trägt aber auch Namen wie Canderel, NutraSweet, Equal und Assugrin und die chemische Bezeichnung L-Aspartyl-L-Phenylalaninmethylester.

Koffein - Kaffee und Co.

Koffein begegnet uns täglich, und es führt im Alltag kaum ein Weg an ihm vorbei. Koffein ist eigentlich ein Aufputschmittel und ist in Kaffee, Cola, schwarzem Tee, grünem Tee und einigen isotonischen Getränken enthalten. Koffein in Tee wird häufig auch als Teein bezeichnet.

Zwar erlauben einige Therapeuten während der Antipilzdiät den Verzehr koffeinhaltiger Getränke, aber erfahrene Mykologen lehnen ihn aus nachvollziehbaren Gründen ab.

So hat Koffein eine anregende Wirkung, indem Zuckerreserven des Körpers abgebaut werden. Der Zucker gelangt ins Blut und bietet dem Candida eine hervorragende Ernährungsgrundlage.

Ebenso ungünstig wirken sich viele koffeinhaltige Getränke hinsichtlich des Säure-Basen-Haushaltes aus. Besonders Kaffee ist hier zu erwähnen, gilt er doch als „Basenräuber", weil er sehr säurehaltig ist.

Auch hinsichtlich des Blutzuckerspiegels ist Kaffee bedenklich, denn Unterzuckerungsphasen werden durch ihn angeheizt und Abstände zwischen den jeweiligen Hypoglykämien immer kürzer. Hierdurch entstehen Heißhungerattacken auf kohlenhydrathaltige Lebensmittel, was bei der Bekämpfung des Candidas natürlich kontraproduktiv ist.
Schließlich sind auch die im Kaffee enthaltenen Röststoffe zu bedenken, da diese den Leberstoffwechsel belasten. Da die Leber durch die Candida-

Infektion und die damit einhergehende Darmdysbiose ohnehin schon stark beansprucht wird, sollten alle leberbelastenden Maßnahmen möglichst unterbleiben.

Konservierungsmittel

Lebensmittel zu konservieren ist seit jeher eine beliebte Methode, um sie länger haltbar zu machen. Unsere Vorfahren nutzten hierfür hauptsächlich das Einmachen und Fermentieren, was mit einfachen und natürlichen Mitteln möglich ist.

Heutzutage erleben diese Konservierungsmethoden eine Renaissance und erfreuen sich zunehmender Beliebtheit. Doch sind sie nicht für alle Lebensmittel geeignet und zudem kaum mit der gängigen Fast-Food-Ernährung vereinbar. Synthetische Zutaten sind heute weit verbreitet und in der Lebensmittelindustrie nicht mehr wegzudenken.

Machen Sie einfach mal einen kleinen Test und versuchen Sie, Ihren Einkaufswagen ausschließlich mit Lebensmitteln zu füllen, die frei von Konservierungsstoffen sind.

Neben Geschmacksverstärkern, Emulgatoren und Farbstoffen sind Konservierungsmittel die am häufigsten verwendeten chemischen Inhaltsstoffe, die in heutigen Lebensmitteln enthalten sind.

Viele Inhaltsstoffe verbergen sich hinter so genannten E-Nummern. Das „E" stand früher für Europa und heute für EU/EG. Es gibt derzeit über 320 E-Nummern, sie gelten in allen EU-Ländern einheitlich. Es verbergen sich hinter diesen Kennzeichnungen nicht nur Konservierungsstoffe, sondern auch Farbstoffe, künstliche Aromen, Emulgatoren, Säuerungsmittel, Geschmacksverstärker und Süßungsmittel.

Letztendlich weiß kaum ein Endverbraucher genau, was für wahrhaftige Chemiecocktails er tagtäglich mit Messer und Gabel in sich hinein schaufelt. Und wirft man doch mal einen Blick auf die Zutatenlisten der Supermarktwaren, so versteht man oft mehr als die Hälfte nicht. Ohne genauere Kenntnisse kann ein Laie kaum nachvollziehen, was all die Bezeichnungen tatsächlich bedeuten.

Eine vor 10 Jahren durchgeführte Umfrage ergab, dass 69 % der Teilnehmer nicht wussten, was wirklich in Lebensmitteln enthalten ist. Es dürfte unwahrscheinlich sein, dass sich das Wissen inzwischen verbessert hat.

Konservierungsstoffe werden Lebensmitteln zugesetzt, um sie haltbarer zu machen. Dabei geht es darum, die Lebensmittel vor Bakterien zu schützen, denn diese sind maßgeblich am Verderben beteiligt.

Was hierbei allerdings vielfach nicht bedacht wird, ist die Tatsache, dass Konservierungsstoffe auch im menschlichen Körper nicht ohne Wirkung bleiben. Besonders ist hier die Darmflora zu erwähnen, wo die guten Bakterien Schaden nehmen können. Personen mit einer ohnehin schon beeinträchtigten Darmflora wird daher vom Verzehr von Nahrungsmitteln abgeraten, die Konservierungsstoffe enthalten.

Grüne Smoothies bei Candida

Grüne Smoothies sind seit einigen Jahren in aller Munde – jedenfalls bei gesundheitsbewussten Menschen. Auch bei der Candida-Behandlung leisten sie einen außerordentlich wertvollen Beitrag und sollten nach Möglichkeit einen festen Platz im täglichen Ernährungsplan bekommen. Dabei geht es nicht darum, sich von morgens bis abends von „flüssigem Grünzeug" zu ernähren, sondern je nach Verträglichkeit täglich 2 Gläser zu verzehren.

Das ist weder schwierig noch aufwendig, denn kaum ein anderes „Schnellgericht" lässt sich mit so wenig Vorbereitung zaubern wie grüne Smoothies. Einfach das gewaschene Gemüse klein schneiden, Flüssigkeit nach Belieben hinzugeben und den Smoothiemixer einschalten. Schon nach wenigen Minuten und ein paar tausend Umdrehungen ist das extrem gesunde grüne „Fast Food" fix und fertig.

Warum grüne Smoothies so außerordentlich gesund sind, lässt sich mit dem enthaltenen wahrhaftigen Nährstoff-Mix erklären. Denn fast alles, was der Körper täglich an Nährstoffen benötigt, steckt drin. Dabei schlagen grüne Smoothies andere nährstoffreiche Mahlzeiten in der Regel um Längen. Manch einer sagt somit nicht ohne Grund, dass es sich bei grünen Smoothies um eine der wertvollsten Ernährungsinnovationen überhaupt handeln würde.

Das ist nachvollziehbar, wenn man weiß, dass dieser Vitalstoffmix nicht nur fast alle Vitamine enthält, die der menschliche Organismus benötigt wie etwa die Vitamine C, B1, B2 und B6, sondern darüber hinaus auch wichtige Mineralien, Spurenelemente, Enzyme, Ballaststoffe und sekundäre Pflanzenstoffe. Durch die große Kombinationsvielfalt unterschiedlicher Obst- und Gemüsesorten sowie Wildkräutern verfügen grüne Smoothies über einen höchst wertvollen Nährstoffmix.

Aber nicht nur die Nährstoffkonzentration macht die grünen Smoothies so wertvoll, sondern auch der hohe Anteil des grünen Pflanzenfarbstoffes, der als Chlorophyll bezeichnet wird. Hier haben die meisten Obstsorten das Nachsehen, denn was das Chlorophyll angeht, können sie nicht mal ansatzweise mithalten.

Dabei ist Chlorophyll auf vielfältige Weise für den menschlichen Organismus von großer Bedeutung und wird von Fachleuten als eine der wichtigsten gesundheitsfördernden Substanzen bewertet. Chlorophyll hat bei vielen völlig unterschiedlichen gesundheitlichen Herausforderungen einen positiven Einfluss, sei es bei der Verbesserung der Wundheilung, Bekämpfung von Krankheitserregern oder auch bei der Entgiftung. Zurückgeführt wird der Wirkmechanismus von Chlorophyll hauptsächlich auf die chemische Ähnlichkeit mit dem roten Blutfarbstoff Hämoglobin.

All diese gesundheitsfördernden Eigenschaften der grünen Smoothies können bei der Candida-Behandlung einen wertvollen Beitrag leisten. Hinzukommt die direkte positive Einwirkung auf die Verdauung, die durch die pürierte Konsistenz spürbar entlastet wird, zudem sorgen die grünen Smoothies für eine regelmäßige Verdauung und Ausscheidung der Pilze. Die Ansiedelung gesundheitsfördernder Darmbakterien wird durch grüne Smoothies erleichtert, da sie dafür benötigte essentielle Nährstoffe erhalten.

Auch die Verbesserung des Säure-Basen-Haushaltes kann durch den regelmäßigen Verzehr von grünen Smoothies unterstützt werden. Die meisten Gemüsesorten enthalten wertvolle basische (alkalische) Elemente oder wirken im Körper (nicht jedoch im Darm) basisch.

Somit wirkt sich der Verzehr von Smoothies sehr positiv auf den Säure-Basen-Haushalt aus und verhilft dazu, Säuren zu neutralisieren.

Die gesundheitsfördernden Eigenschaften sind zweifelsohne von unschätzbarem Wert. Einige Fachleute gehen sogar soweit, dass sie grüne

Smoothies inzwischen als eine der besten Möglichkeiten überhaupt ansehen, um gesundheitliche Probleme auf natürliche Art und Weise zu lindern oder sogar zu beseitigen. Die Gründe hierfür sind vielfältig, denn der gesundheitsfördernde Wirkmechanismus ist nicht allein auf einen einzelnen Faktor zurückzuführen, sondern auf das „Gesamtpaket", über das grüne Smoothies verfügen.

Bei einer Candida-Behandlung können grüne Smoothies allerdings nur dann ihr Maximum entfalten, wenn sie ausschließlich auf Gemüsebasis und somit ohne Obst und Zucker zubereitet werden. Das bedeutet übrigens auch, dass man sich von Supermarkt-Smoothies möglichst fernhalten sollte, denn diese enthalten fast immer Zucker in inakzeptablen Größenordnungen. Hier trifft man nicht nur auf fructosereiches Obst, sondern zu allem Überfluss meistens auch noch auf diverse Zuckerbeimischungen.

Wer Smoothie-Anfänger ist oder einen sehr empfindlichen Magen-Darmtrakt hat, sollte mit kleinen Mengen starten. Wichtig ist außerdem, Smoothies nicht auf nüchternen Magen und Spätabends zu verzehren. Von diesen tageszeitlichen Einschränkungen abgesehen können Smoothies beliebig in den Alltag eingebaut werden und eignen sich als Zwischenmahlzeit, Snack für unterwegs oder als kleine Hauptmahlzeit.

Mit den passenden Zutaten kann man für jede Gelegenheit seine Lieblings-Smoothies zubereiten. Und ganz nach Belieben als Trink-Smoothie oder Brei-Smoothie, das man wie eine vollwertige Mahlzeit auslöffelt.

Konjacnudeln

Konjacnudeln, auch Shiritaki-Nudeln genannt, erobern nicht nur die Low Carb-Szene, sondern inzwischen auch das Internet. Dies füllt sich täglich mehr mit interessanten und leckeren Rezeptideen rund um die Konjac-nudeln.

Das ist nicht nur für Low Carb-Fans erfreulich, sondern auch für alle Candida-Betroffenen, denn die Nudeln haben einen sehr geringen Kohlenhydrate-Gehalt. Zudem sind sie für Allergiker meistens sehr gut verträglich.

Sie werden aus dem ballaststoffreichen Mehl der Konjacwurzel unter Zugabe von Wasser hergestellt. Ursprünglich stammen sie aus dem asiatischen Raum und sind **der** Star der chinesischen Küche. Die Bezeichnung „Shirataki" kommt aus dem japanischen Sprachgebrauch und bedeutet übersetzt so viel wie „weißer Wasserfall". Der Grund dafür ist auf die optische Beschaffenheit zurückzuführen, welche deutliche Parallelen zu der ebenfalls asiatischen Glasnudel aufweist.

Konjacnudeln sind ausgesprochen sättigend und ballaststoffreich, verfügen aber dabei nur über ein Minimum an Kalorien und Kohlenhydraten. Nicht nur pilzgeplagte, sondern auch figurbewusste Nudel-Fans können also aufatmen. Dank der Konjacnudel muss niemand mehr auf eine Pasta-Beilage verzichten.

Vergegenwärtigt man sich diese interessanten Eigenschaften, dann ist es nicht verwunderlich, dass die Konjacnudeln inzwischen in Restaurants auf der ganzen Welt zu Hause sind.

Für die Zubereitung von Konjaknudeln genügt wie bei herkömmlichen Nudeln auch ein kurzes Bad (5-10 Minuten) in heißem Wasser. Danach einfach die bevorzugte Soße hingeben und servieren. Lediglich der fischige Eigengeruch der Konjacnudel ist etwas gewöhnungsbedürftig, doch kann man hier etwas Abhilfe schaffen, indem die Nudeln vor der Zubereitung mit warmem Wasser abgespült werden. Der Geschmack der Konjacnudeln ist neutral, allerdings können sie den Geschmack der jeweiligen Soße hervorragend aufnehmen.

Konjacnudeln gibt es in diversen Internetshops als Spaghetti, Fettuccine oder Reis. Sie werden in Wasser liegend geliefert und sind einige Monate lang haltbar.

Erlaubte Lebensmittel von A-Z

Aloe Vera
Amaranth (*in Maßen*)
Apfelessig, nicht pasteurisiert
Apfel, sauer (*in Maßen*)
Artischocken
Auberginen
Avocados

Blumenkohl
Bohnen
Bouillon, ohne Hefe und Zucker
Brennnesseln (z. B. Tee, Smoothie)
Brokkoli
Brottrunk
Buchweizen (*in Maßen*)
Butter
Buttermilch

Calamari unpaniert
Cashewkerne
Champignons (*in Maßen*)
Chicorée
Chilischoten
Chinakohl
Couscous (*in Maßen*)
Crème fraîche
Dickmilch
Dinkelvollkornnudeln (*in Maßen*)

Eier
Endivien
Entenfleisch
Erbsen
Essig, außer Branntwein-Essig und Balsamico-Essig

Feldsalat
Fenchel
Fisch (*unpaniert und in Maßen aufgrund evtl. Schwermetallbelastung*)
Fleisch, unpaniert
Frischkäse

Geflügel
Geflügelwurst, ohne Zucker
Gemüse
Gemüsesaft, ohne Zucker
Gemüsesuppe
Grapefruit (*in Maßen*)
Grünkohl
Gurke

Hähnchenfleisch, antibiotikafrei
Haselnüsse
Hirse (*in Maßen*)
Hülsenfrüchte

Joghurt, ohne Zucker

Käse, ohne Zucker
Kaffee (*in Maßen*)
Kakao, ohne Zucker
Kefir
Ketchup, ohne Zucker
Knäckebrot aus Vollkornmehl (*in Maßen*)
Knoblauch
Kohl
Kohlrabi
Kokosmilch
Kokosöl
Konjacnudeln
Kräuter, frisch und getrocknet
Kräutertee
Kresse
Kürbiskerne

Lapachotee
Lauch
Leber
Leinöl
Leinsamen
Linsen
Mais (*in Maßen*)
Maisgrieß (*in Maßen*)

Maismehl (*in Maßen*)
Mandelaroma
Mangold
Matetee
Mayonnaise, ohne Zucker
Meerrettich
Milch
Milchzucker
Molke, ohne Zucker
Möhren

Naturjoghurt, ohne Zucker

Obstessig
Oliven, nicht in Essig eingelegt
Olivenöl

Paprikaschoten
Petersilie
Polenta (*in Maßen*)
Pommes Frites (*in Maßen*)
Popcorn, ohne Zucker
Putenfleisch

Quark
Quinoa (*in Maßen*)

Radieschen
Rettich
Rindfleisch
Roggenvollkornmehl (*in Maßen*)
Rooibuschtee
Rosenkohl

Sahne
Salat
Sardellen
Sauerkraut
Sauermilch
Sauerteig
Sauerteigbrot aus Vollkornmehl

Schinken, ohne Zucker
Schmelzkäse
Schnittlauch
Schwarzer Tee (*in Maßen*)
Schwarzwurzeln (*in Maßen*)
Schweinefleisch
Sellerie
Senf, ohne Zucker
Sesamsamen
Sesamöl
Smoothies, grüne, ohne Zucker
Sojabohnen
Sojamehl
Sojasoße, ohne Zucker
Sojasprossen
Sonnenblumenkerne
Sonnenblumenöl
Spargel
Spinat
Steckrüben
Stevia

Tofu
Tomaten

Vollkornbrot aus Sauerteigbrot, hefefrei
Vollkornmehl
Vollkornnudeln (außer Hartweizen)

Weiße Bohnen
Weißkohl
Weizenkleie
Wildreis (*in Maßen*)
Wirsing
Wurst, ohne Zucker

Zimt
Zitrone
Zucchini
Zwiebeln

Verbotene Lebensmittel von A - Z

Zuckerarten - nicht erlaubt:

Agavendicksaft
Ahornsirup
Birkenzucker
Brauner Zucker
Fructose
Fruchtzucker
Galaktose
Glukose
Glukosesirup
Haushaltszucker
Honig
Invertzucker
Isomalt
Kandiszucker
Kokosblütenzucker
Kristallzucker
Maisstärkesirup
Maltodextrin
Maltose
Malzzucker
Mannit
Melassesirup
Puderzucker
Raffinierter Zucker
Raffinose
Reissirup
Rohrzucker
Rübenzucker
Saccharose
Sirup
Sorbit
Sucanat
Sukrose
Traubenzucker
Ursüße
Urzucker
Xylit
Zuckerrübenzucker

Weitere Lebensmittel:

Alkohol
Apfel, süß
Apfelsinen

Balsamico-Essig
Bananen
Bier
Bierhefe
Blätterteig
Bohnen
Bonbons
Branntwein-Essig
Brot
B-Vitamine aus Hefezucht

Cola

Diabetikerprodukte (enthalten häufig Fruchtzucker)
Dicksäfte

Erdnüsse und Erdnussprodukte

Fleisch, gebraten
Fruchtjoghurt
Fructose

Getränke, gesüßt
Glukose

Haferflocken
Hefen, auch Hefegebäck

Käse
Kekse
Ketchup, zuckerhaltig
Kohlenhydrate, isolierte
Kuchen

Likör

Limonade
Malzbier
Marmelade
Mayonnaise, zuckerhaltig
Mehlspeisen
Nudeln, außer Vollkorn

Obst, süßes
Obstsäfte, süße
Oliven, grüne

Pfirsiche
Pflaumen
Pilze
Pilzprodukte
Pralinen
Pudding
Puderzucker

Reis, geschälter
Rosinen
Rübensirup

Salatdressing, zuckerhaltig
Schnaps
Schokolade
Senf, zuckerhaltig

Toast
Traubensäfte
Traubenzucker
Trockenfrüchte

Wein
Weintrauben
Weißmehl
Weizen

An oberster Stelle der Verbotsliste steht Zucker in all seinen Variationen, denn Pilze ernähren sich davon. Im Darm werden alle Kohlenhydrate zu Zucker umgewandelt, sodass ebenso alle einfachen Kohlenhydrate wie z. B.

geschälter Reis, Nudeln und Brot aus Getreide nicht oder in nur minimalen Mengen verzehrt werden sollten.

20 Ernährungstipps für die Antipilzdiät

1. Verzehren Sie hauptsächlich Gemüse in gedünsteter Form, um die Nährstoffe und Enzyme weitestgehend zu erhalten. Garen Sie es nicht zu lange, so dass es noch leicht kross ist.

2. Nach 3 Wochen kann die Diät etwas gelockert werden, indem verschiedene Getreide in gemäßigter Menge hinzugefügt werden können wie etwa Buchweizen, Amaranth, Vollkornreis, Quinoa, Maismehl und Couscous.

3. Achten Sie beim Essen unbedingt auf Ihre Körperreaktionen und verzichten Sie zukünftig lieber auf das eine oder andere Lebensmittel, wenn sich kurz nach dem Verzehr z. B. Bauchschmerzen, abnorme Müdigkeit, Schwindel oder Hautreaktionen zeigen.

4. Bereiten Sie Ihre Mahlzeiten möglichst selbst zu, um sicherzustellen, dass tatsächlich kein Zucker und andere, nicht angesagte Inhaltsstoffe enthalten sind. In Fertiggerichten und Restaurantessen verbirgt sich häufig Zucker. Lässt sich nicht vermeiden, außer Haus essen zu gehen, bestellen Sie Low Carb-Gerichte wie Gemüse, Salat, Fisch, Fleisch und Geflügel.

5. Verzehren Sie gärungsfördernde Lebensmittel nur in persönlich verträglichen Mengen, denn durch Gärungsprozesse entstehen Zellschädigungen und Fuselalkohole.

6. Überessen Sie sich nicht, sondern verzehren Sie immer nur die Mengen, die Sie verdauen können, weil die unverdaute Nahrung sonst zu gären beginnt. Essen Sie statt 3 große lieber 5 kleinere Mahlzeiten.

7. Verzichten Sie auf rohes Gemüse (Ausnahme sind grüne Smoothies), denn ein geschädigter Darm ist nicht in der Lage, dieses ausreichend zu verstoffwechseln und die eigentlich guten Nährstoffe zu verwerten. Der Darm wird vielmehr weiter geschädigt, wenn diese groben Pflanzenanteile nicht verdaut werden.

8. Bevorzugen Sie Pflanzenöle wie Kokos- und Olivenöl, da sie über antimykotische Eigenschaften verfügen.

9. Für eine regelmäßige Verdauung ist eine ausreichende Flüssigkeitszufuhr unverzichtbar, damit sich der Nahrungsbrei im Dickdarm eindicken kann. Bei der Candida-Behandlung fördert eine häufige Darmentleerung den Abtransport der Pilze.

10. Bevorzugen Sie helle Fleischsorten wie Geflügel und Fisch. Dunkle Fleischsorten sind grobfaseriger und werden schlechter verdaut. Dünsten Sie das Fleisch und braten Sie es nur kurz an.

11. Achten Sie beim Fleischkauf auf Bioware. Tiere aus Massentierhaltungen werden häufig mit Hormonen und Antibiotika behandelt, sodass das Fleisch entsprechende Rückstände enthalten kann.

12. Sorgen Sie für einen hohen Gehalt an Pflanzenfasern, z. B. durch täglichen Verzehr von etwas Sauerkraut (je nach Verträglichkeit).

13. Meiden Sie Lebensmittel, von denen Sie wissen, dass Sie sie nicht vertragen.

14. Wenn Sie zuvor nur wenig Gemüse verzehrt haben, bedarf es nun etwas Übung. Sorgen Sie für feste Rituale oder Tageszeiten, so dass es zur Gewohnheit wird, wann Sie wo Gemüse essen. Für unterwegs bereiten Sie Gemüsesnacks zu, z. B. gedünstete Möhren, Kohlrabi oder grüne Smoothies.

15. Durch Blähungen wird die Darmflora in Mitleidenschaft gezogen, so dass man unbedingt versuchen sollte, diese zu verhindern. Sie sind immer ein Zeichen für Gärungen im Darm und resultieren aus einer unzureichenden Verdauung oder unverträglichen Lebensmitteln.

16. Für die meisten Personen bestehen Stolpersteine bei einer Antipilzdiät darin, dass ihnen süße Verlockungen über den Weg laufen. Trotz guter Vorsätze und Disziplin ist es nicht immer einfach, diesen Leckereien zu widerstehen, zumal sie in unserem Alltag an vielen Ecken lauern. Stolperfallen in Sicht- und Reichweite sollten daher prophylaktisch aus dem Wege geräumt werden, soweit das möglich ist. In den eigenen vier Wänden sollte man den Süßkram sicherheitshalber entsorgen und durch gesunde Snacks ersetzen.

17. Zu einer erfolgreichen Candida-Therapie gehört auch regelmäßiges Trinken von kohlensäurefreiem Wasser und verträglichen koffeinfreien Teesorten. Trinken Sie täglich mindestens 1,5 Liter Wasser, denn eine ausreichende Flüssigkeitsversorgung fördert den Abtransport der Pilze.

18. Personen, die wenig Erfahrung mit Ernährungsthemen haben und sich mit der Antipilzdiät überfordert fühlen, sollten nicht einfach den Kopf in den Sand stecken, sondern gegebenenfalls einen Ernährungsberater einbeziehen.

19. Plötzlicher Heißhunger auf etwas Süßes ist ein häufiges Problem. In einer solchen Situation wird schnell der Verstand ausgeschaltet und die guten Vorsätze werden über Bord geworfen. Damit es erst gar nicht so weit kommt, sollte man entsprechend vorsorgen und einen Notfallvorrat mit erlaubten Naschereien anlegen. Das kann ein selbstgemachtes Eis sein, ein Joghurt oder Pudding.

20. Beenden Sie die Antipilzdiät erst dann, wenn sichergestellt ist, dass keine Candida-Infektion mehr vorhanden ist. Lassen Sie von Ihrem Therapeuten entsprechend überprüfen.

Häufige Fragen

Wo lauern Infektionsquellen?

Hefepilze sind weit verbreitet und fühlen sich an vielen verschiedenen Orten wohl. Das macht sie so tückisch, denn die Ansteckungsmöglichkeiten sind somit sehr vielfältig.

Sie werden von Mensch zu Mensch oder von Tier (z. B. Hunde und Katzen) zu Mensch übertragen. Dabei kann die Übertragung auch von nicht erkrankten Personen erfolgen. Am häufigsten wird der Pilz durch so genannte Schmierinfektionen weitergegeben, aber auch durch Küssen und Geschlechtsverkehr. Es ist daher sinnvoll, bei einer Infektion auch den Partner mit zu behandeln, um eine Pingpong-Infektion zu verhindern.

Infektionsgefahren gehen allerdings auch von alltäglichen Gegenständen, Hygieneartikeln, Zahnbürsten, Zahnersatz sowie von kontaminierten Lebensmitteln und Getränken aus.

Muss der Partner auch behandelt werden?

Es ist immer ratsam, auch den Partner auf eine mögliche Candida-Infektion hin zu untersuchen, denn alle Bemühungen laufen ins Leere, wenn der Partner ebenfalls infiziert ist und die Quelle für stetig wiederkehrende Infektionen ist. Ganz wichtig ist dies beim Pilzbefall des Mundes oder Genitalbereichs, denn hier besteht ein hohes Risiko, dass beide Partner von einer Pilzinfektion betroffen sind und sich somit wie ein Pingpong immer wieder gegenseitig neu anstecken.

Bei Frauen ist die Gefahr einer ständigen Reinfektion aufgrund der Anatomie und des kurzen Übertragungswegs besonders groß.

Es können auch andere Familienmitglieder als Infektionsquelle in Betracht kommen, denn grundsätzlich ist der Pilz über alle Körperflüssigkeiten übertragbar.

Ist eine Einnahme von Mineralstoffen sinnvoll?

Eine Candida-Infektion geht häufig mit einem Mangel an Vitalstoffen einher. Besonders Eisen und Zink sind hiervon betroffen, denn diese beiden Mineralstoffe benötigen Pilze für ihren Stoffwechsel. Eine Eisenmangelanämie oder ein Zinkmangel können insofern auch ein Hinweis auf eine mögliche Candida-Infektion sein.

Was macht Antibiotika so gefährlich?

Der schädliche Einfluss von Antibiotika auf die Darmflora kann katastrophale Ausmaße annehmen, denn die lebensnotwendigen Darmbakterien werden durch sie zerstört. Die Darmflora gerät dadurch massiv aus dem Gleichgewicht und kann sich häufig nicht aus eigener Kraft regenerieren.

Je länger die Antiobiotika-Einnahme andauert und je vorgeschädigter die Darmflora bereits ist, umso größer sind die Schäden in der Mikroökologie des Darmmilieus, wenn keine Einnahme von Probiotika erfolgt.

Wie erkennt man einen Behandlungserfolg?

Am deutlichsten ist ein Erfolg am Nachlassen oder Verschwinden der Symptome zu erkennen. Um sicherzugehen, sollten die vor Beginn durchgeführten Diagnoseverfahren am Ende der Therapie nochmals erfolgen, um sich nicht allein aufgrund verminderter Symptome in falscher Sicherheit zu wiegen.

Hierzu ist es wichtig, dass die Einnahme von Antipilzmitteln mindestens eine Woche zuvor beendet wird, da ansonsten das Pilzwachstum auf Nährböden verhindert würde.

Wie gelingt Vorbeugung?

Wer schon einmal von einer hartnäckigen Pilzinfektion betroffen war, der wünscht sich nichts sehnlicher, als diese für immer los zu werden. Somit ist die Frage berechtigt, wie man sich am besten vor einem Rückfall schützen kann, welche Vorbeugemaßnahmen bestehen und den größten Nutzen versprechen.

Dreh- und Angelpunkt des Körpers, um drohende Infektionen jedweder Art zu verhindern, ist das Immunsystem. Ist dieses intakt, dann kann es mit seiner ganzen Armee aufwarten, um unerwünschte Eindringlinge zu verjagen. Da bekanntermaßen der Großteil des Immunsystems im Darm angesiedelt ist, sollte für eine gesunde Darmflora und –schleimhaut gesorgt werden.

Die Ernährung sollte möglichst naturbelassen aus Gemüse, Vollkorngetreide und milchsäurevergorenen Lebensmitteln bestehen.

Desweiteren sind Maßnahmen wie Sauna- und Infrarotkabinensitzungen, Eigenblutbehandlungen, sportliche Aktivitäten, Thymusspritzen und hochwertige Nahrungsergänzungsmittel mit Vitaminen, Mineralstoffen und Spurenelementen zur Immunsystemstärkung zu empfehlen. In Einzelfällen und bei einer stark beeinträchtigten Darmgesundheit ist eine regelmäßige Verabreichung von Pro- und Prebiotika sinnvoll, um zu verhindern, dass die Darmflora jemals wieder ins Ungleichgewicht abrutscht.

Gefährdete Hautpartien sollten sorgfältig sauber und trocken gehalten werden. Hierzu gehören die Zehenzwischenräume, die Leistenbeugen und

Hautfalten unterhalb der Brust. Frauen sollten darauf achten, nicht vom Darmausgang zur Scheide zu reinigen, sondern umgekehrt.

Zudem sind unbedingt verschiedene Hygienemaßnahmen anzuraten, um sich nicht unnötig Pilzinfektionsherden auszusetzen.

Auf den nun folgenden Seiten erhalten Sie

über erprobte 100 Candida- Diät-Rezepte

Bon appétit !

FRÜHSTÜCK

Grapefruit mit Frischkäse

Zutaten für 2 Portionen:

½ Grapefruit
250 g körniger Frischkäse
etwas Stevia
etwas Wasser

Zubereitung:

Grapefruit filetieren und etwas klein schneiden. Frischkäse mit etwas Wasser glatt rühren, Grapefruit unterziehen. Mit etwas Stevia abschmecken.

Spiegeleier überbacken

Zutaten für 2 Personen:

2 Eier
30 g geriebener Käse
2 Scheiben Schinkenspeck
1 EL Schnittlauch, gehackt
Salz und Pfeffer

Zubereitung:

Schinkenspeck in eine Auflaufform geben, Eier darauf setzen und mit Käse bestreuen. Im vorgeheizten Backofen bei 180 °C ca. 8 Minuten backen, bis der Käse geschmolzen ist.

Mit Salz und Pfeffer würzen, mit Schnittlauch bestreuen.

Omelette-Muffins mit Schinken

Zutaten für 6 Muffins:

6 Eier
150 g gekochter Schinken
2 Tomaten
1 Zwiebel
70 g geriebener Käse
Kokosöl
Salz und Pfeffer

Zubereitung:

Tomaten und Zwiebel in feine Würfel, Schinken in schmale Streifen schneiden. Eier mit Salz und Pfeffer verquirlen. Die vorbereiteten Zutaten und den Käse unterrühren.

Eiermischung gleichmäßig in 6 eingefettete Vertiefungen der Muffinform verteilen.

Muffins ca. 15 Minuten im vorgewärmten Backofen bei 180 °C backen bis die Eiermasse gestockt ist.

Omelette-Muffins mit Spinatfüllung

Zutaten für 6 Muffins:

6 Eier
¼ Pck. Rahmspinat
½ Zwiebel
½ grüne Paprikaschote
70 g geriebener Käse
60 ml Milch
Kokosöl
Muskat
Salz und Pfeffer

Zubereitung:

Zwiebel und Paprikaschote in feine Würfel schneiden.

Zwiebel in einen mit Kokosöl erhitzten Topf geben. Paprikawürfel und Spinat beimengen, auf kleiner Stufe schmoren lassen.

Eier mit Milch und Gewürzen verquirlen.

Die Hälfte der Eiermischung gleichmäßig in 6 eingefettete Vertiefungen der Muffinform verteilen. Spinatmasse darüber geben, mit der restlichen Eiermischung abdecken. Käse darüber streuen.

Muffins ca. 15 Minuten im vorgewärmten Backofen bei 180 °C backen bis die Eiermasse gestockt ist.

Käse-Pancakes

Zutaten für 2 Personen:

150 g Frischkäse, ohne Zucker
8 Eier
4 EL Sahne
2 EL Eiweißpulver, ohne Zucker
Kokosöl
etwas Stevia

Zubereitung:

Eier verquirlen, dann mit Frischkäse, Sahne und Eiweißpulver verrühren.
Mit etwas Stevia abschmecken.

Teig in einer mit Kokosöl erhitzten Pfanne portionsweise von beiden Seiten ausbacken.

Zitronenjoghurt

Zutaten für 2 Portionen:

300 g Sojajoghurt Natur
15 ml Zitronensaft
3 Tropfen Zitronenöl
Stevia

Zubereitung:

Alle Zutaten in eine Schüssel geben und so lange rühren, bis die Konsistenz cremig ist. Nach Belieben mit Stevia abschmecken.

Quark-Pancakes

Zutaten für 2 Personen:

200 g Sahnequark
8 Eier
3 EL Eiweißpulver, ohne Zucker
Kokosöl
Stevia

Zubereitung:

Eier verquirlen, dann mit Sahnequark und Eiweißpulver verrühren.

Mit etwas Stevia abschmecken.

Teig in einer mit Kokosöl erhitzten Pfanne portionsweise von beiden Seiten ausbacken.

AUFSTRICHE UND PESTOS

Avocado-Aufstrich mit Ei

Zutaten:

2 essreife Avocados
2 Eier, hart gekocht
2 Knoblauchzehen
1 EL Crème fraîche
2 EL Zitronensaft
Salz und Pfeffer

Zubereitung.

Eier fein hacken, Knoblauch pressen und mit Crème fraîche vermengen. Avocados halbieren und entkernen. Fruchtfleisch entnehmen und mit Zitronensaft beträufeln. Alles in eine Schüssel geben, mit einer Gabel zerdrücken und verrühren. Mit Salz und Pfeffer abschmecken.

Tomaten-Mandel-Pesto

Zutaten:

100 g Tomaten, getrocknet in Öl
30 g Mandeln
50 g Frischkäse
80 ml Olivenöl
Salz und Pfeffer

Zubereitung:

Tomaten und Mandeln fein hacken. Mit Frischkäse, Olivenöl, Salz und Pfeffer in ein hohes Gefäß geben und mit einem Stabmixer pürieren.

Avocado-Aufstrich mit Tomaten

Zutaten:

2 essreife Avocados
2 kleine Tomaten
2 EL Crème fraîche
1 EL Zitronensaft
Paprikapulver
Salz und Pfeffer

Zubereitung:

Avocados halbieren und den Kern entnehmen. Das Fruchtfleisch mit einem Löffel ausschaben und mit einer Gabel zerdrücken. Mit Zitronensaft beträufeln.
Tomaten fein würfeln und mit Avocado vermengen. Crème fraîche unterrühren. Mit Gewürzen abschmecken.

Tomaten-Möhren-Aufstrich

Zutaten:

150 g Tomatenmark, ohne Zucker
2 Möhren
1 kleine Zwiebel
1 Handvoll Schnittlauch, feingehackt
80 g Butter
½ TL Gemüsebrühepulver, hefefrei

Zubereitung:

Die geputzten Möhren und Zwiebel klein schneiden. Mit der weichen Butter, Tomatenmark und Gemüsebrühepulver in ein Gefäß geben und mit einem Stabmixer pürieren. Schnittlauch unterrühren.

Bärlauch-Pesto

Zutaten:

100 g Bärlauch, frisch
30 g Parmesan, gerieben
30 g Pinienkerne
50 ml Olivenöl
Salz und Pfeffer

Zubereitung:

Pinienkerne und Bärlauch fein hacken. Mit Olivenöl, Salz und Pfeffer in ein hohes Gefäß geben.

Mit einem Stabmixer pürieren und Parmesan unterrühren.

Petersilien-Pesto

Zutaten:

50 g frische Petersilie
30 g Parmesan, gerieben
40 g Pinienkerne
3 Knoblauchzehen
80 ml Olivenöl
Salz und Pfeffer

Zubereitung:

Petersilie, Knoblauch und Pinienkerne fein hacken.

Mit Olivenöl, Salz und Pfeffer in ein hohes Gefäß geben und mit einem Mixer pürieren. Parmesan beimengen.

Kräuter-Pesto mit Bergkäse

Zutaten:

30 g Schnittlauch
20 g Petersilie
30 g Basilikum
80 ml Olivenöl
40 g Bergkäse, gerieben
50 g Pinienkerne
1 Knoblauchzehe
¼ TL Salz

Zubereitung:

Pinienkerne in einer beschichteten Pfanne anrösten, etwas abkühlen lassen. Petersilie, Basilikum, Schnittlauch, Pinienkerne und Knoblauch fein hacken. Mit Bergkäse und Salz in ein hohes Gefäß geben, mit Olivenöl auffüllen und mit einem Stabmixer pürieren.

Aioli

Zutaten:

100 ml Olivenöl
50 ml Milch (keine H-Milch)
1 Knoblauchknolle
Salz und Pfeffer

Zubereitung:

Knoblauch durch eine Presse drücken.Olivenöl in ein hohes Gefäß geben und mit einem Mixer verquirlen. Langsam die Milch hinzugeben, dabei stetig rühren. Knoblauch beimengen, mit Salz und Pfeffer abschmecken.

GRÜNE SMOOTHIES

Mangold-Smoothie mit Ingwer

Zutaten:

100 g Mangold
1 kleines Stück Ingwer
1 saurer Apfel
250 ml Wasser
Pfeffer

Zubereitung:

Mangold etwas klein zupfen. Ingwer und Apfel schälen und in grobe Stücke schneiden. Alle Zutaten in den Smoothiemixer geben.

So lange pürieren und so viel Wasser hinzugeben, bis die gewünschte Konsistenz erreicht ist. Mit Pfeffer abschmecken.

Smoothie mit gemischtem Salat

Zutaten:

je 5 Blätter grüner Salat, Endiviensalat, Lollo rosso
1 essreife Avocado
¼ Salatgurke
200 ml Wasser

Zubereitung:

Salatblätter in grobe Stücke zupfen, Salatgurke etwas klein schneiden. Avocado halbieren, schälen und entkernen. Alle Zutaten in einen Smoothiemixer geben und so lange pürieren und so viel Wasser hinzugeben, bis die gewünschte Konsistenz erreicht ist.

Kohlrabi-Smoothie

Zutaten:

1 Kohlrabi
100 g Spinat
1 saurer Apfel
200 ml Kokosmilch

Zubereitung:

Geschälten Kohlrabi und Apfel in grobe Stücke schneiden. Spinatblätter etwas klein zupfen.

Mit etwas Kokosmilch in einen Smoothiemixer geben und so lange pürieren und so viel Kokosmilch hinzugeben bis die gewünschte Konsistenz erreicht ist.

Grünkohl-Smoothie

Zutaten:

100 g Grünkohl
1 saurer Apfel
½ Salatgurke
120 ml Kokosmilch

Zubereitung:

Grünkohl, Apfel und Gurke in grobe Stücke schneiden.

Mit der Hälfte der Kokosmilch in einen Smoothiemixer geben.
So lange pürieren und so viel Kokosmilch hinzugeben, bis die gewünschte Konsistenz erreicht ist.

Avocado-Smoothie

Zutaten:

100 g Spinat
½ Zucchini
1 essreife Avocado
200 ml Wasser

Zubereitung:

Spinat klein zupfen, Zucchini in grobe Stücke schneiden.
Avocado halbieren, entkernen und mit einem Löffel ausschaben.

Alles in einen Smoothiemixer geben. So lange pürieren und so viel Wasser hinzugeben, bis die gewünschte Konsistenz erreicht ist.

Salatherz-Smoothie

Zutaten:

1 Salatherz
½ Zucchini
1 saurer Apfel
250 ml Kokosmilch

Zubereitung:

Salatblätter etwas klein zupfen, Zucchini und Apfel in grobe Stücke schneiden.

Alle Zutaten in einen Smoothiemixer geben und so lange pürieren und so viel Kokosmilch hinzugeben, bis die gewünschte Konsistenz erreicht ist.

Spinat-Smoothie mit Kokosmilch

Zutaten:

2 Handvoll Spinat
2 saure Äpfel
250 ml Kokosmilch

Zubereitung:

Die Äpfel schälen, vierteln, entkernen und in grobe Stücke schneiden. Spinat in grobe Stücke zupfen.

Äpfel und Spinat in einen Smoothiemixer geben und nach und nach mit Kokosmilch auffüllen.

So lange pürieren und so viel Kokosmilch hinzugeben, bis die gewünschte Konsistenz erreicht ist.

Apfel-Paprika pikant

Zutaten:

1 Salatherz
1 saurer Apfel
1 grüne Paprikaschote
1 TL Kokosöl
250 ml Wasser
Paprikapulver
Salz und Pfeffer

Zubereitung:

Salatherz, entkernte Paprikaschote und entkernten Apfel in grobe Stücke schneiden.
In einen Smoothiemixer geben und nach und nach mit Wasser auffüllen.
So lange pürieren und so viel Wasser hinzugeben, bis die gewünschte Konsistenz erreicht ist.
Mit den Gewürzen pikant abschmecken.

ZWISCHENMAHLZEITEN

Rührei mit Kräutern

Zutaten für 2 Personen:

4 Eier
2 EL Kokosöl
2 Stängel Petersilie
2 Handvoll Schnittlauch
2 Blätter Basilikum
Paprikapulver
Salz und Pfeffer

Zubereitung:

Eier mit Paprikapulver, Salz und Pfeffer verquirlen, die fein gehackten Kräuter unterrühren. In eine mit Kokosöl erhitzte Pfanne geben und stocken lassen.

Hüttenkäse-Eierkuchen

Zutaten für 2 Personen:

4 Eier
120 g Hüttenkäse
2 EL Vollkornmehl
2 EL Butter
Salz und Pfeffer
Kokosöl

Zubereitung:

Die Eier mit Hüttenkäse, Mehl, Butter, Salz und Pfeffer verquirlen.
Portionsweise in eine mit Öl erhitzte Pfanne geben und beidseitig goldbraun backen.

Tomaten mit Mozzarella

Zutaten für 2 Personen:

2 Kugeln Mozzarella
2 große Tomaten
2 Stängel Basilikum
12 Oliven
2 EL Olivenöl
Salz
Pfeffer

Zubereitung:

Tomaten und Mozzarella in Scheiben schneiden und abwechselnd auf 2 Teller verteilen. Mit Oliven und Basilikumblättern anrichten, mit Salz und Pfeffer würzen, mit Olivenöl beträufeln.

Überbackene Tomaten

Zutaten für 2 Portionen:

2 große Tomaten
1 EL Butter
2 EL Parmesan
Salz und Pfeffer

Zubereitung:

Tomaten einschneiden und mit Butter befüllen. Mit Salz und Pfeffer würzen. Parmesan darüber streuen.

Eine Auflaufform mit etwas Wasser füllen, sodass der Boden bedeckt ist.
Tomaten hineinsetzen und im vorgeheizten Backofen bei 180 °C ca. 15 Minuten garen.

Tzatziki

Zutaten:

250 g Sahnequark
1 Becher Joghurt
1 Salatgurke
3 Knoblauchzehen
2 EL Olivenöl
2 Spritzer Apfelessig
Salz und Pfeffer

Zubereitung:

Gurke längs halbieren, mit einem Löffel ausschaben und mit einer Küchenreibe fein raspeln.

Quark mit Joghurt, Olivenöl und gepresstem Knoblauch verrühren. Gurke unterziehen, mit Essig, Salz und Pfeffer abschmecken.

Im Kühlschrank einige Stunden ziehen lassen.

Eier in Joghurtsoße

Zutaten für 2 Personen:

6 Eier, hart gekocht
500 g Naturjoghurt
2 EL Butter
4 Stängel Koriander
½ TL Curcumapulver
1 Prise Kardamon
1 Prise Nelkenpulver
Salz und Pfeffer

Zubereitung:

Curcuma, Nelkenpulver und Kardamon in einem mit Butter erhitzten Topf anschwitzen.

Abkühlen lassen und den fein gehackten Koriander, Salz und Pfeffer hinzugeben.

Joghurt unterrühren und die Eier übergießen.

Tofustreifen mit Sesampanade

Zutaten für 2 Personen:

250 g Tofu
2 Eier
1 EL Sesam
½ TL Gemüsebrühepulver, hefefrei
50 g Paniermehl (Vollkorn)
Kokosöl
Salz und Pfeffer

Zubereitung:

Tofu in fingerlange Streifen schneiden.

Eier mit Gewürzen und Gemüsebrühepulver verquirlen.

Paniermehl mit Sesam vermischen. Tofustreifen nacheinander durch die Eiermasse und das Paniermehl ziehen.

In einer mit Öl erhitzten Pfanne von allen Seiten goldbraun braten.

Rote Bete-Kartoffelpüree

Zutaten für 2 Personen:

150 g Rote Bete
150 g Kartoffeln
1 kleine Zwiebel, feingehackt
15 ml Sahne
Muskat
Salz und Pfeffer

Zubereitung:

Kartoffeln und Rote Bete schälen und in grobe Stücke schneiden.

Rote Bete ca. 45 Minuten in Salzwasser gar kochen. Die Kartoffeln nach ca. 20 Minuten Garzeit hinzugeben.

Das überschüssige Wasser abschütten, dann Zwiebel, Sahne und Gewürze beimengen.

Mit einem Stabmixer pürieren und nochmal kurz erhitzen.

Etwas Wasser oder Sahne hinzugeben, wenn die Konsistenz zu fest ist.

Tomaten-Rührei mit Schinken

Zutaten für 2 Personen:

4 Eier
2 Tomaten
50 g gekochter Schinken, gewürfelt
1 EL Kokosöl
2 EL Milch
1 Handvoll Schnittlauch
Salz und Pfeffer

Zubereitung:

Eier mit Milch, Salz und Pfeffer verquirlen.

Tomaten würfeln und in einer mit Öl erhitzten Pfanne andünsten.

Schinken und Eier hinzugeben.

Auf niedriger Stufe garen, bis die Eier gestockt sind.

Schnittlauch fein hacken und darüber streuen.

Gebratene Avocado mit Ziegenkäse

Zutaten für 2 Personen:

2 essreife Avocados
150 g Ziegenfrischkäse
3 EL Zitronensaft
Salz
Pfeffer
Öl

Zubereitung:

Avocados längs halbieren, entkernen und schälen.

Mit Zitronensaft beträufeln, das Innere mit Salz und Pfeffer bestreuen.

Ziegenkäse in die Avocadohälften füllen, dann nochmals längs halbieren.

In einer mit Öl erhitzten Pfanne auf den Schnittflächen kurz anbraten.

SUPPEN

Lauch-Käsesuppe mit Hackfleisch

Zutaten für 2 Personen:

1 Päckchen Sahne-Schmelzkäse
1 Päckchen Sahne-Schmelzkäse mit Kräutern
1 kleine Stange Lauch
500 ml Gemüsebrühe, hefefrei
500 g Hackfleisch
1 EL Olivenöl
Salz und Pfeffer

Zubereitung:

Gemüsebrühe erhitzen, dabei den Schmelzkäse einrühren.

Lauch in feine Ringe schneiden, zur Suppe geben und auf mittlerer Stufe köcheln lassen. Zwischendurch umrühren.

Hackfleisch in eine mit Öl erhitzte Pfanne geben und anbraten.
Mit Salz und Pfeffer würzen, dann in die Suppe geben.
Auf mittlerer Hitze ca. 20 Minuten köcheln lassen.

Brokkoli-Eintopf mit Linsen

Zutaten für 2 Personen:

250 g Brokkoli
1 Zucchini
1 Lauchzwiebel
50 g rote Linsen
3 EL Gemüsebrühepulver, hefefrei
1 EL Sonnenblumenöl
Salz und Pfeffer
Majoran

Zubereitung:

Brokkoli in kleine Röschen, Zucchini in Streifen, Lauchzwiebel in feine Ringe schneiden.

Mit den roten Linsen in einem mit Öl erhitzten Topf anbraten. Mit Wasser und Gemüsebrühepulver aufgießen, sodass das Gemüse gut bedeckt ist.

Auf mittlerer Stufe ca. 12 Minuten köcheln lassen bis das Gemüse gar ist. Mit den Gewürzen abschmecken.

Minestrone

Zutaten für 2 Personen:

2 Möhren
2 Kartoffeln
1 Zucchini
1 Zwiebel
80 g kleine Vollkornnudeln
500 ml Gemüsebrühe, hefefrei
1 EL Kokosöl
2 Stängel Petersilie, feingehackt
Salz und Pfeffer
Majoran

Zubereitung:

Nudeln in leicht gesalzenem Wasser bissfest kochen.
Die geschälten Kartoffeln, Möhren, Zucchini und Zwiebel würfeln.

Zwiebel in einem mit Öl erhitzten Topf anschwitzen. Möhren und Kartoffeln hinzugeben, mit Gemüsebrühe ablöschen. Zucchini einrühren, weitere ca. 15 Minuten köcheln lassen.
Nudeln abgießen, zur Suppe geben, mit Gewürzen abschmecken.

Mit Petersilie garnieren.

Blumenkohlsuppe

Zutaten für 2 Personen:

½ Blumenkohl
500 ml Gemüsebrühe, hefefrei
1 kleine Lauchzwiebel, in feine Ringe geschnitten
100 g Fetakäse, klein gewürfelt
1 TL Zitronensaft
2 Stängel Petersilie, grobgehackt
Muskat
Salz und Pfeffer

Zubereitung:

Blumenkohl putzen und in grobe Stücke schneiden.
In der Gemüsebrühe ca. 20 Minuten gar kochen.
Die Hälfte des Blumenkohls entnehmen und mit einem Stabmixer pürieren.
Zurück in die Suppe geben und mit der Lauchzwiebel und dem Zitronensaft aufkochen.

Fetakäse hinzugeben und stetig umrühren, bis dieser geschmolzen ist.

Mit den Gewürzen abschmecken und mit Petersilie bestreuen.

Kartoffel-Käsesuppe

Zutaten für 2 Portionen:

4 Kartoffeln
500 ml Gemüsebrühe, hefefrei
100 g geriebener Käse
40 ml Sahne
1 Handvoll Schnittlauch, feingehackt
Salz und Pfeffer

Zubereitung:

Kartoffeln schälen und in grobe Stücke schneien.

In der Gemüsebrühe ca. 25 Minuten gar kochen.

Mit einem Stabmixer pürieren, Sahne und Käse unterrühren und nochmals aufkochen.

Mit Salz und Pfeffer abschmecken, mit Schnittlauch garnieren.

Bulgarische Joghurtsuppe

Zutaten für 2 Personen:

½ Salatgurke
½ Frühlingszwiebel
280 g Naturjoghurt
50 ml Wasser
2 Knoblauchzehen
1 EL Kokosöl
2 Stängel Petersilie
Dill
Salz und Pfeffer
Paprikapulver

Zubereitung:

Gurke längs halbieren, mit einem Löffel ausschaben und grob raspeln.

Frühlingszwiebel in feine Ringe schneiden, Knoblauch, Petersilie und Dill fein hacken.
Joghurt mit Wasser, Öl, Paprikapulver, Salz und Pfeffer verquirlen, Gemüse und Kräuter unterrühren.

Im Kühlschrank 1 Stunde ziehen lassen.

Kürbis-Suppe mit Aloe Vera

Zutaten für 2 Portionen:

200 g Kürbis
100 g Aloe Vera-Blattgel
100 g Möhren
1 Kohlrabi
2 Zwiebeln
2 Knoblauchzehen
450 ml Gemüsebrühe, hefefrei
2 TL Kokosöl
Salz und Pfeffer

Zubereitung:

Kürbis schälen, entkernen und in mundgerechte Stücke schneiden.
Möhren und Kohlrabi schälen und würfeln.

Zwiebeln und Knoblauch fein hacken und in dem erhitzten Öl anschwitzen.

Möhren und Kohlrabi hinzugeben und mit Gemüsebrühe ablöschen.

Kürbis beimengen und ca. 15 Minuten auf mittlerer Stufe köcheln.

Kurz vor dem Servieren Aloe Vera-Gel einrühren, mit Salz und Pfeffer abschmecken.

Brottrunk-Suppe

Zutaten für 2 Personen:

2 Möhren
1 Zucchini
½ Frühlingszwiebel
¼ kleiner Blumenkohl
200 ml Brottrunk
250 ml Wasser
3 EL Crème fraîche
2 Stängel Petersilie
Kokosöl

Zubereitung:

Zucchini, Blumenkohl und Möhren grob raspeln.

Frühlingszwiebel in feine Ringe schneiden, in erhitztem Öl anschwitzen, mit Wasser und Brottrunk ablöschen.

Gemüse einrühren und auf mittlerer Stufe ca. 15 Minuten köcheln lassen.

Mit Crème fraîche und Gewürzen abschmecken. Mit fein gehackter Petersilie anrichten.

Kartoffel-Lauchsuppe

Zutaten für 2 Personen:

1 Stange Lauch
250 g Kartoffeln
2 Knoblauchzehen
500 ml Gemüsebrühe, hefefrei
1 EL Öl
60 ml Sahne
½ Kästchen Kresse
Salz und Pfeffer

Zubereitung:

Lauch putzen und in feine Ringe schneiden.

Kartoffeln schälen und in Scheiben schneiden.

Lauch mit dem fein gehackten Knoblauch in dem erhitzten Öl anschwitzen, mit der Gemüsebrühe ablöschen.

Kartoffeln hinzugeben und 20 Minuten köcheln lassen.

Mit einem Stabmixer pürieren, Sahne einrühren, mit Salz und Pfeffer abschmecken.

Suppe nochmal kurz erhitzen, mit der Kresse anrichten.

Gemüse-Linsensuppe

Zutaten für 2 Portionen:

120 g braune Linsen
2 große Kartoffeln
½ Zwiebel
½ Bund Suppengemüse
1 - 2 EL Olivenöl
500 ml Gemüsesaft, ohne Zucker
3 Lorbeerblätter
1,5 EL Gemüsebrühepulver, hefefrei
1 EL gehackte Petersilie
Salz und Pfeffer
Kümmelpulver

Zubereitung

Linsen im Wasser ohne Salz aufkochen, danach ca. 15 Minuten köcheln.

Kartoffeln und Zwiebel schälen, Suppengemüse putzen und alles in kleine Würfel schneiden.
In einem mit Öl erhitzten großen Topf anschwitzen, mit Gemüsesaft ablöschen. Lorbeerblättern und Brühepulver zur Suppe geben.

Linsen abschütten und zur Suppe geben.

Suppe so lange kochen bis die Kartoffeln weich sind.

Mit Gewürzen abschmecken und mit Petersilie anrichten.

GEMÜSEGERICHTE UND -BEILAGEN

Sauerkraut

Zutaten:

500 g Weißkohl
½ TL Salz

Zubereitung:

Den geputzten Weißkohl fein in eine Schüssel raspeln und schichtweise in ein Keramikgefäß oder Sauerkrautfass schichten.

Jede Schicht mit etwas Salz bestreuen und danach fest stampfen, sodass der Weißkohl mit einer leicht schaumigen Flüssigkeit bedeckt ist.

Den Weißkohl mit einem sauberen Teller und einem zusätzlichen Gewicht (z. B. Stein) beschweren. Das Gefäß mit einem sauberen Baumwolltuch abdecken.

Den Teller und Stein regelmäßig säubern und das Tuch gegen ein sauberes austauschen.

Gelegentlich überschüssiges Wasser abschöpfen, sobald dieses mehr als 2 Finger hoch über dem Weißkohl steht.

Der Gärungsprozess findet bei einer Zimmertemperatur von ca. 20 °C statt. Nach 3 – 4 Wochen ist das Sauerkraut fertig zum Verzehr.

Tipp:

Selbstgemachtes Sauerkraut enthält weitaus mehr Nährstoffe als Supermarkt-Sauerkraut, da dieses in der Regel pasteurisiert ist.

Blumenkohl-Kartoffel-Curry

Zutaten für 2 Personen:

4 große Kartoffeln
250 g Blumenkohlröschen
1 kleine Zwiebel
50 g TK-Erbsen
100 ml Gemüsebrühe, hefefrei
125 g Joghurt
Kokosöl
Salz und Pfeffer
Currypulver

Zubereitung:

Kartoffeln schälen und in grobe Stücke schneiden.

Zwiebel fein hacken und in Öl anschwitzen.

Kartoffeln und Blumenkohl hinzugeben, mit Gemüsebrühe ablöschen.

Mit Gewürzen abschmecken und auf niedriger Stufe ca. 12 Minuten köcheln lassen.

Erbsen die letzten 5 Minuten der Garzeit mitköcheln. Nochmals abschmecken und mit Joghurt anrichten.

Gefüllte Avocados

Zutaten für 2 Personen:

2 essreife Avocados
1 Tomate, gewürfelt
½ Zwiebel, gewürfelt
4 EL Olivenöl
1 EL Apfelessig
1 TL Oregano, getrocknet
Salz und Pfeffer

Zubereitung:

Avocados längs halbieren, entkernen und mit Salz und Pfeffer würzen.

Tomate mit Zwiebel und Essig vermengen, in die Avocados füllen und mit Olivenöl beträufeln.

Oregano darüber streuen.

Konjacnudeln mit Brokkoli

Zutaten für 2 Portionen:

200 g Konjacnudeln
250 g Brokkoli
1 kleine Zwiebel
3 Knoblauchzehen
1 EL frische Kräuter
Crème fraîche
Kokosöl
Salz und Pfeffer

Zubereitung:

Nudeln mit warmem Wasser abspülen und 5 – 10 Minuten in leicht gesalzenem Wasser garen.

Brokkoli in Röschen, Zwiebel und Knoblauch in feine Würfel schneiden.

Brokkoli in leicht gesalzenem Wasser ca. 12 Minuten bissfest kochen.

Zwiebel- und Knoblauchwürfel in erhitztem Öl anschwitzen. Brokkoli abgießen und hinzugeben.

Nudeln abgießen und unterrühren.

Mit Crème fraîche, Kräutern und Gewürzen abschmecken.

Kartoffel-Spiralen im Backofen

Zutaten für 2 Personen:

4 große Kartoffeln
2 EL Sonnenblumenöl
1 Spritzer Apfelessig
½ TL Pommes-Gewürzsalz, ohne Zucker

Zubereitung:

Kartoffeln schälen und mit einem Spiralschneider zu Spiralen schneiden.
Öl mit Gewürzsalz und Apfelessig vermengen, dann mit den Spiralen verrühren.

Auf einem mit Backpapier ausgelegten Backblech verteilen, ca. 20 Minuten bei 200 °C im vorgeheizten Backofen backen.

Fettarme Pommes

Zutaten für 2 Personen:

6 Kartoffeln
Sonnenblumenöl
Salz
Paprikapulver

Zubereitung:

Die geschälten Kartoffeln in fingerlange Stücke schneiden.
Reichlich würzen, mit etwas Öl beträufeln.

Auf einem mit Backpapier ausgelegten Backblech verteilen.
Im vorgeheizten Backofen bei 190 °C ca. 25 Minuten backen.

Rote Bete mit Fenchel und Grapefruit

Zutaten für 2 Personen:

2 Kugeln Rote Bete
1 Fenchel
½ kleine Grapefruit
2-3 EL Olivenöl
Salz und Pfeffer

Zubereitung:

Fenchel putzen und in dünne Streifen schneiden.

Rote Bete schälen, würfeln.

Grapefruit schälen und achteln.

Alles in eine eingefettete Auflaufform geben und vermengen.

Olivenöl darüber träufeln, mit Salz und Pfeffer würzen.

Im vorgeheizten Backofen bei 180 °C ca. 45 Minuten backen.

Gemüse auf Schafskäse

Zutaten für 2 Personen:

1 gelbe Paprikaschote
1 große Zucchini
2 Tomaten
1 Zwiebel
2 Knoblauchzehen
250 g Schafskäse
1 EL Olivenöl
½ TL Oregano
Salz und Pfeffer

Zubereitung:

Gemüse würfeln und mit Olivenöl und Gewürzen vermengen.
Schafskäse in 2 Scheiben schneiden und in eine eingefettete Auflaufform geben.

Das Gemüse darüber verteilen und im vorgeheizten Backofen ca. 30 Minuten bei 190 °C backen.

Konjacnudeln mit Zucchini

Zutaten für 2 Portionen:

250 g Konjacnudeln
1 Zucchini
2 Knoblauchzehen
1 Stängel Petersilie
2 TL Kokosöl
50 g Mais
Salz und Pfeffer

Zubereitung:

Nudeln mit warmem Wasser abspülen und 5 – 10 Minuten in leicht gesalzenem Wasser garen.

Knoblauch und Petersilie fein hacken.

Zucchini in dünne Scheiben schneiden und in einer beschichteten Pfanne beidseitig kurz anbraten. Herausnehmen und beiseite stellen.

Öl in die Pfanne geben und Knoblauch darin anschwitzen. Nudeln und Mais abgießen und mit Zucchini in die Pfanne geben. Gut umrühren und kurz ziehen lassen.

Mit Petersilie anrichten.

Auberginen in Kokosmilch

Zutaten für 2 Personen:

300 g Auberginen
200 ml Kokosmilch
1 kleine Zwiebel
2 Knoblauchzehen
1 EL Kokosöl
1 EL Currypulver
½ TL Zimt
Salz und Pfeffer

Zubereitung:

Auberginen putzen und in mundgerechte Stücke schneiden.

Zwiebel und Knoblauch würfeln.

Alles in einen mit Öl erhitzten Topf geben und anschwitzen.

Mit Kokosmilch ablöschen, Zimt und Curry hinzugeben.

Auf niedriger Stufe ca. 15 Minuten köcheln lassen.

Mit Salz und Pfeffer abschmecken.

Gemüse-Linsenbratlinge

Zutaten für 2 Personen:

100 g Linsen
100 g Möhren
1 Zwiebel
50 g Lauch
2 EL Vollkornmehl
½ TL Currypulver
1 Stängel Petersilie
Salz und Pfeffer
Kokosöl

Zubereitung:

Linsen über Nacht einweichen, am nächsten Morgen das Wasser abschütten.

Möhren, Lauch, Zwiebel und Petersilie in grobe Stücke schneiden und mit den Linsen und Gewürzen pürieren.

Mehl hinzugeben und mit einem Esslöffel kleine Bratlinge formen. In einer mit Öl erhitzten Pfanne braten.

Kartoffelpüree mit Bärlauch

Zutaten für 4 Portionen:

50 g Bärlauch, frisch
6 große Kartoffeln, mehlig kochend
2 Knoblauchzehen
4 EL geriebener Parmesan
100 ml Sahne
2 EL weiche Butter
Muskat
Salz und Pfeffer

Zubereitung:

Kartoffeln schälen und in Salzwasser ca. 25 Minuten gar kochen.

Bärlauch putzen und 4 Minuten in kochendem Salzwasser blanchieren, herausnehmen und mit kaltem Wasser abschrecken. Abtropfen lassen, dann klein hacken.

Knoblauch pressen und mit Bärlauch, Parmesan, Butter und Sahne zu den abgegossenen Kartoffeln geben.

Mit einem Stabmixer pürieren und mit den Gewürzen abschmecken. Wenn die Konsistenz zu fest ist, noch etwas Sahne hinzugeben.

Püree nochmal kurz erhitzen, dabei stetig rühren.

Auberginenröllchen

Zutaten für 2 Personen:

1 Aubergine
¼ Bund Schnittlauch
100 g Schafskäse
Paprikapaste
1 EL Olivenöl
Salz
Zahnstocher

Zubereitung:

Aubergine in dünne längliche Scheiben schneiden, mit Salz bestreuen und nach 5 Minuten trocken tupfen.

Schnittlauch und Schafskäse klein hacken.

Auberginenscheiben mit Paprikapaste bestreichen. Käse und Schnittlauch darüber verteilen, einrollen und mit Zahnstochern schließen.

Mit Olivenöl bestreichen und ca. 5 Minuten in einer Pfanne braten, alternativ grillen.

Vollkornspaghetti italienisch

Zutaten für 2 Portionen:

220 g Vollkornspaghetti
80 g Oliven
200 g Cocktailtomaten
½ Kugel Mozzarella
2 Knoblauchzehen
Olivenöl
italienische Kräuter
Salz und Pfeffer

Zubereitung:

Spaghetti in leicht gesalzenem Wasser gar kochen.

Tomaten vierteln, Knoblauch fein hacken, Oliven und Mozzarella in Würfel schneiden.

Mit den Kräutern in erhitztem Olivenöl anschwitzen. Die Tomaten sollen nicht zerkochen. Mit Salz und Pfeffer abschmecken.

Spaghetti abgießen und mit dem Tomatenmix anrichten.

Artischocken gebraten

Zutaten für 2 Personen:

2 frische Artischocken
2 Knoblauchzehen
½ EL Zitronensaft
2 Stängel Petersilie
1 EL Kokosöl
Salz und Pfeffer

Zubereitung:

Artischocken putzen, achteln und mit Zitronensaft beträufeln.

In einer mit Kokosöl erhitzten Pfanne ca. 5 Minuten anschwitzen, zwischendurch umdrehen.

Die fein gehackte Petersilie und den gepressten Knoblauch hinzugeben, weitere ca. 3 Minuten schmoren lassen.

Mit Salz und Pfeffer würzen.

Rote Bete-Spaghetti

Zutaten für 2 Portionen:

3 Kugeln Rote Bete
3 EL Olivenöl
1 TL Zitronensaft
1 Handvoll Schnittlauch
Salz und Pfeffer

Zubereitung:

Rote Bete schälen und mit einem Spiralschneider zu Spaghetti schneiden. In leicht gesalzenem Wasser bissfest garen.

Olivenöl, Zitronensaft, Salz und Pfeffer verrühren. Das Dressing mit den abgegossenen Spaghetti vermengen.

Schnittlauch fein hacken und darüber streuen.

Vegetarische Cevapcici

Zutaten für 2 Portionen:

50 g rote Linsen
250 ml Gemüsebrühe, hefefrei
40 g Räuchertofu
30 g Feta
2 Knoblauchzehen
½ Zwiebel
½ Chilischote
2 TL Paprikapulver
¼ TL Currypulver
1 Ei
30 g Maisgrieß
½ EL Zitronensaft
1 Prise Zucker
Salz und Pfeffer

Zubereitung

Linsen in der Gemüsebrühe ca. 20 Minuten kochen, dann abgießen und gut abtropfen lassen.
Entkernte Chilischote, Knoblauch und Zwiebel fein hacken, Tofu und Feta zerbröseln.

Mit abgekühlten Linsen und den weiteren Zutaten vermengen und ca. 30 Minuten ziehen lassen.

Masse zu Röllchen formen und von allen Seiten grillen (alternativ in einer Pfanne braten), zwischendurch wenden.

Gegrillte Kartoffelhälften

Zutaten für 2 Personen:

2 große Kartoffeln
¼ Bund Thymian
2 Rosmarinzweige
200 ml saure Sahne
grobes Meersalz
Alufolie

Zubereitung:

Kartoffeln gründlich waschen, mit Meersalz bestreuen und mit Thymian und Rosmarin in die Alufolie einwickeln.

In die Glut des Grills legen und ca. 40 Minuten garen lassen.

Aus der Glut und Alufolie nehmen, dann längs halbieren.

Die Kartoffelhälften weitere 5 Minuten auf dem Grill rösten.

Mit der sauren Sahne servieren.

Gurke in Joghurt-Brottrunksoße

Zutaten für 2 Personen:

½ Salatgurke
½ Frühlingszwiebel
1 Handvoll Schnittlauch
1 Stückchen Ingwer
1 Becher Naturjoghurt
50 ml Brottrunk
Pfeffer
Paprikapulver

Zubereitung:

Gurke längs halbieren, ausschaben und in dünne Scheiben schneiden.

Frühlingszwiebel in feine Ringe, Schnittlauch in Röllchen schneiden, Ingwer schälen und fein raspeln.
Joghurt mit Brottrunk verquirlen und mit Gemüse in eine Schüssel geben.

Gut umrühren, mit Gewürzen abschmecken.

Konjacnudeln mit Champignons

Zutaten für 2 Portionen:

200 g Konjacnudeln
250 g frische Champignons
60 ml Gemüsebrühe, hefefrei
80 g Schmand
½ Zwiebel
1 Knoblauchzehe
1 EL Speisestärke
geriebener Parmesan
¼ Pck. Kräuter der Provence
Olivenöl
Salz und Pfeffer

Zubereitung:

Zwiebel und Knoblauch fein würfeln.
Champignons putzen und in Scheiben schneiden.
Nudeln mit warmem Wasser abspülen, dann mit etwas Öl in eine Pfanne geben und anrösten.
Zwiebel und Knoblauch hinzugeben und kurz anbraten.
Champignons hinzugeben und ebenfalls anbraten.
Speisestärke beifügen, mit Gemüsebrühe ablöschen, dann aufkochen lassen.
Schmand und frische Kräuter einrühren und 5 Minuten bei mittlerer Hitze köcheln lassen.

Mit Gewürzen abschmecken, mit Parmesan anrichten.

Rosmarinkartoffeln im Backofen

Zutaten für 2 Personen:

450 g Kartoffeln
3 Rosmarinzweige
1 EL Sesam
2 EL Olivenöl
Salz und Pfeffer

Zubereitung:

Kartoffeln gut waschen und längs halbieren. Mit der Schnittfläche nach unten auf ein mit Backpapier ausgelegtes Blech legen. Rosmarin dazwischen verteilen.

Sesam, Salz und Pfeffer darüber streuen, mit Öl beträufeln. Im vorgeheizten Backofen bei 190 °C ca. 40 Minuten backen.

Hirsepfanne mit Schafskäse

Zutaten für 2 Personen:

½ Stange Lauch
100 g Hirse
1 gelbe Paprikaschote
150 g Möhren
½ Dose gestückelte Tomaten
2 Knoblauchzehen
50 g grüne entkernte Oliven
50 g Schafskäse, gewürfelt
200 ml Gemüsebrühe, hefefrei
1 EL Kokosöl
Thymian
Salz und Pfeffer

Zubereitung:

Paprikaschote und Knoblauch in feine Würfel, Lauch und Möhren in feine Ringe schneiden und in einer mit Öl erhitzten Pfanne andünsten.

Oliven in Scheiben schneiden und nach 10 Minuten Garzeit zusammen mit der Hirse in das Gemüse einrühren.

Kurz aufkochen lassen und mit der Gemüsebrühe und den Tomaten ablöschen.

Mit den Gewürzen abschmecken.

Auf niedriger Stufe im geöffneten Topf ca. 15 Minuten ziehen lassen, zwischendurch umrühren.

Vor dem Servieren den Schafskäse unterheben.

AUFLÄUFE UND ÜBERBACKENES

Vegetarisch gefüllte Zucchini

Zutaten für 2 Personen.

2 Zucchini
1 Zwiebel
2 Tomaten
2 Knoblauchzehen
2 EL Kokosöl
1 Zweig Rosmarin
6 Salbeiblätter
50 g geriebener Käse
2 Prisen Stevia
1 EL Apfelessig
Salz und Pfeffer

Zubereitung:

Zucchini längs halbieren und mit einem Löffel ausschaben.

Das Fruchtfleisch fein hacken.

Tomaten, Zwiebel und Knoblauch würfeln.

Zwiebel und Knoblauch in einer mit 1 EL Öl erhitzten Pfanne anschwitzen. Zucchini und Tomaten hinzugeben und etwas salzen.

Fein gehackte Kräuter, Essig und Stevia einrühren. Auf kleiner Hitze ca. 20 Minuten schmoren lassen.

In die Zucchinihälften füllen, mit Käse bestreuen und mit Öl beträufeln.

Im vorgeheizten Backofen ca. 25 Minuten bei 190 °C backen.

Zucchini-Tomaten-Auflauf

Zutaten für 2 Personen:

2 Zucchini
4 Tomaten
120 g geriebener Emmentaler
80 ml Sahne
Olivenöl
Salz und Pfeffer

Zubereitung:

Zucchini und Tomaten in grobe Stücke schneiden und in eine eingefettete Auflaufform geben.

Mit Salz und Pfeffer würzen.

Sahne mit Käse verquirlen und über den Auflauf gießen.

Im vorgeheizten Backofen ca. 25 Minuten bei 180 °C backen.

Hackfleischauflauf mit Gemüse

Zutaten für 2 Personen:

250 g Hackfleisch
150 g Möhren
150 g Blumenkohl
1 Zwiebel
100 g Gouda, gerieben
120 ml Fleischbrühe, hefefrei
1 EL Kokosöl
1 TL Paprikapulver
Basilikum
Oregano
Salz und Pfeffer

Zubereitung:

Blumenkohl in Röschen, Möhren in Scheiben schneiden.

Zwiebel würfeln, in erhitztem Öl anschwitzen, Hackfleisch hinzugeben.

Mit Fleischbrühe ablöschen, Gemüse und Gewürze einrühren und ca. 20 Minuten garen.

In eine eingefettete Auflaufform geben, Käse darüber verteilen.

Im vorgeheizten Backofen bei 180 °C so lange backen, bis der Käse zerlaufen ist.

Überbackener Fenchel mit Tomatensoße

Zutaten für 2 Personen:

3 Fenchelknollen
1 Dose gestückelte Tomaten
1 große Zwiebel
120 g Camembert
Kokosöl
Salz und Pfeffer

Zubereitung:

Zwiebel würfeln und in Kokosöl anschwitzen, dann die Tomaten hinzugeben. Auf mittlerer Stufe ca. 20 Minuten köcheln lassen, mit Salz und Pfeffer abschmecken.

Fenchel putzen und vierteln, ca. 20 Minuten in Salzwasser garen. Kalt abschrecken.

Mit der Tomatensoße in eine eingefettete Auflaufform geben, den gewürfelten Camembert darüber verteilen. Im vorgeheizten Backofen bei 180 °C backen bis der Käse zerläuft.

Gemüseauflauf mit Schinken

Zutaten für 2 Personen:

100 g Blumenkohl
100 g Brokkoli
100 g Möhren
200 g gekochter Schinken am Stück
150 ml Sahne
80 g geriebener Emmentaler
½ TL Senf, ohne Zucker
Muskat
Salz und Pfeffer

Zubereitung:

Blumenkohl und Brokkoli in Röschen, Möhren in Würfel schneiden. Blumenkohl und Möhren 5 Minuten in leicht gesalzenem Wasser kochen, dann Brokkoli hinzugeben und weitere ca. 20 Minuten garen.

Schinken in Würfel schneiden und mit dem abgegossenen Gemüse in eine eingefettete Auflaufform geben.

Sahne mit den restlichen Zutaten verquirlen und über dem Auflauf verteilen. Im vorgeheizten Backofen bei 190 °C ca. 15 Minuten backen.

Überbackene Avocados mit Matjesfüllung

Zutaten für 2 Personen:

2 essreife Avocados
2 Matjesfilets
1 kleine Zwiebel
1 Gewürzgurke
1 EL Sesamöl
1 EL Zitronensaft
2 EL geriebener Käse
3 EL Crème fraîche

Zubereitung:

Avocados längs halbieren, entkernen und 2/3 des Fruchtfleisches herauslöffeln.

Etwas klein schneiden und Zitronensaft darüber träufeln.

Zwiebel, Gurke und Matjesfilets würfeln und mit dem Avocadofruchtfleisch, Öl und Crème fraîche vermengen.

In die Avocadohälften füllen, Käse darüber verteilen und im vorgeheizten Grill ca. 12 Minuten überbacken.

Blumenkohlauflauf

Zutaten für 2 Portionen:

400 g Blumenkohl
200 g gekochter Schinken am Stück
80 ml Sahne
80 g geriebener Parmesan
1 Stängel Petersilie, feingehackt
Olivenöl
Muskat
Salz und Pfeffer

Zubereitung:

Blumenkohl in mittelgroße Röschen schneiden und in leicht gesalzenem Wasser ca. 25 Minuten bissfest kochen.

Schinken in Würfel schneiden, mit dem abgegossenen Blumenkohl vermengen und in eine eingefettete Auflaufform geben.

Sahne mit Parmesan und Gewürzen verquirlen und über dem Auflauf verteilen. Im vorgeheizten Backofen bei 190 °C ca. 15 Minuten backen.

Mit Petersilie garnieren.

Gefüllte Paprikaschoten

Zutaten für 2 Personen:

2 Paprikaschoten
1 Zwiebel
1 Ei
80 g Vollkornreis
1 Dose passierte Tomaten
2 Stängel Petersilie
Salz und Pfeffer
Paprikapulver

Zubereitung:

Reis in leicht gesalzenem Wasser ca. 15 Minuten gar kochen.

Den Deckel der Paprikaschoten abschneiden und beiseite legen.

Die Paprikaschoten aushöhlen, auf niedrigster Stufe ca. 20 Minuten in heißem Wasser ziehen lassen.

Zwiebel und Petersilie fein hacken und in heißem Öl anbraten.

Reis mit Ei und Zwiebelgemisch vermengen, mit Gewürzen abschmecken und in die Paprikaschoten füllen.

Mit den Deckeln verschließen und in eine eingefettete feuerfeste Form setzen.

Mit Tomaten übergießen, im vorgeheizten Backofen ca. 45 Minuten bei 180 °C backen.

Nudelauflauf mit Schinken

Zutaten für 2 Personen:

200 g Vollkornnudeln
200 g gekochter Schinken am Stück
80 ml Sahne
80 g geriebener Parmesan
Butter
½ TL Senf, ohne Zucker
Olivenöl
1 Handvoll Schnittlauch
1 TL Currypulver
Salz und Pfeffer

Zubereitung:

Nudeln gemäß der Packungsanleitung in Salzwasser gar kochen.

Den Schinken in Würfel schneiden und mit den abgegossenen Nudeln in eine eingefettete Auflaufform geben.

Sahne mit Parmesan, Senf und Gewürzen verquirlen und über den Auflauf gießen. Butterflöckchen darüber verteilen und im vorgeheizten Backofen ca. 15 Minuten bei 190 °C backen.

Mit dem fein gehackten Schnittlauch anrichten.

Sardellen-Spiegeleier überbacken

Zutaten für 2 Personen:

4 Eier
2 Sardellen
1 Stängel Kerbel, feingehackt
Butter
Muskat
Salz und Pfeffer

Zubereitung:

2 aufgeschlagene Eier als Spiegeleier in eine eingefettete Auflaufform setzen.

Mit Salz und Kerbel bestreuen.

Das Eiweiß der 2 übrigen Eier steif schlagen.

Die Eigelbe mit den fein gehackten Sardellen und Gewürzen vermengen. Den Eischnee unter die Masse ziehen und über die Spiegeleier geben.

Im vorgeheizten Backofen bei 190 °C ca. 15 Minuten backen.

Rosenkohlauflauf

Zutaten für 2 Portionen:

500 g Rosenkohl
100 g Salami am Stück
100 g geriebener Käse
80 ml Sahne
½ TL Gemüsebrühepulver, hefefrei
Butter
1 Prise Muskat
Salz und Pfeffer

Zubereitung:

Rosenkohl putzen, halbieren und 8 Minuten in leicht gesalzenem Wasser vorgaren.

Salami würfeln und mit dem abgegossenen Rosenkohl in eine eingefettete Auflaufform geben.

Sahne mit Käse, Brühepulver, Muskat, Salz und Pfeffer verrühren und über dem Auflauf verteilen.

Im vorgeheizten Backofen bei 190 °C ca. 15 Minuten backen bis der Käse geschmolzen ist.

Gefüllter Kürbis im Backofen

Zutaten für 2 Personen:

1 kleiner Kürbis
1 Zucchini
200 g Tofu
2 Knoblauchzehen
2 Tomaten
100 g Schafskäse
2 EL Crème fraîche
2 EL Kokosöl
¼ Bund Petersilie
1 EL Tomatenmark, ohne Zucker
Salz und Pfeffer

Zubereitung:

Den oberen Kürbisteil als Deckel abschneiden.

Den Kürbis entkernen, Fruchtfleisch ausschaben, sodass eine ca. 1 cm dicke Wand übrig bleibt.

Den Deckel aufsetzen, ca. 15 Minuten im vorgeheizten Backofen bei 180 °C garen. Kürbisfruchtfleisch, Tomaten, Zucchini und Knoblauch fein hacken.

Tofu würfeln und in einer mit Öl erhitzten Pfanne anbraten.

Gemüse und Tomatenmark einrühren. Auf mittlerer Stufe ca. 5 Minuten köcheln lassen, mit Gewürzen abschmecken.

Schafskäse würfeln und mit Crème fraîche und fein gehackter Petersilie verrühren.

Mit dem Gemüsemix in den Kürbis geben und ca. 20 Minuten im Backofen bei 180 °C garen.

FLEISCH- UND FISCHGERICHTE

Gemüse-Rindfleischpfanne mit Konjacnudeln

Zutaten für 2 Portionen:

120 g Konjacnudeln
100 g gegarter Rinderbraten
1 Zwiebel
2 Möhren
1 Kohlrabi
1 Lauchzwiebel
200 g stückige Tomaten
2 EL Tomatenmark, ohne Zucker
1 EL Kokosöl
Salz und Pfeffer

Zubereitung:

Nudeln mit warmem Wasser abspülen und 5 – 10 Minuten in leicht gesalzenem Wasser garen.

Zwiebel, Möhren und Kohlrabi in Würfel, Lauchzwiebel in Ringe und Rinderbraten in mundgerechte Stücke schneiden. In eine mit Öl erhitzte Pfanne geben und anschwitzen.

Tomaten und Tomatenmark beimengen.

Nudeln abgießen und gut abtropfen lassen, dann ebenso beimengen.

Mit Salz und Pfeffer abschmecken.

Kartoffelpfanne mit Fleischwurst

Zutaten für 2 Portionen:

400 g vorgegarte Kartoffeln
200 g Fleischwurst, ohne Zucker
3 Gewürzgurken
8 Cocktailtomaten
1 EL Kokosöl
Paprikapulver
Salz und Pfeffer

Zubereitung:

Kartoffeln und Fleischwurst in mundgerechte Stücke schneiden.

In eine mit Öl erhitzte Pfanne geben, kräftig mit Paprikapulver, Salz und Pfeffer würzen und ca. 10 Minuten anbraten.

Tomaten halbieren, Gewürzgurken in Scheiben schneiden und in die Pfanne geben. Weitere ca. 5 Minuten garen.

Fischfilet mit Gemüse im Backofen

Zutaten für 2 Personen:

2 Fischfilets (z. B. Seelachs, Kabeljau)
1 Zwiebel
3 Kartoffeln
2 Möhren
8 Blumenkohlröschen
Zitronensaft
Olivenöl
Salz und Pfeffer
Alufolie

Zubereitung:

Kartoffeln und Möhren schälen und würfeln. Zwiebel in Ringe schneiden.

Fischfilets waschen, abtupfen, mit Zitronensaft, Salz und Pfeffer würzen.

Alufolie einseitig mit Öl bestreichen, das Gemüse und die Fischfilets darauf legen. Mit Olivenöl beträufeln.

Die Alufolie fest verschließen und im vorgeheizten Backofen ca. 30 Minuten bei 180 °C backen.

Rinderfilet in Gemüsepfanne

Zutaten für 4 Portionen:

400 g vorgekochte Kartoffeln
200 g Rinderfilet
2 Auberginen
250 g gestückelte Tomaten
1 TL Kokosöl
1 Msp. Zimt
Paprikapulver
Salz und Pfeffer

Zubereitung:

Rinderfilet in mundgerechte Stücke schneiden und in dem erhitzten Öl anbraten. Herausnehmen und beiseite stellen.

Kartoffeln und Auberginen würfeln. Mit Tomaten und Gewürzen in die Pfanne geben. Ca. 10 Minuten köcheln lassen.

Rinderfilet unterrühren, mit den Gewürzen abschmecken.

Kalbsschnitzel in Schinken

Zutaten für 2 Personen:

2 Kalbsschnitzel
½ Zitrone, Saft davon
2 Scheiben Schinken
60 ml Gemüsebrühe, hefefrei
1 EL Kokosöl
2 Salbeiblätter
Salz und Pfeffer
2 Zahnstocher

Zubereitung:

Schnitzel leicht platt klopfen, mit Zitronensaft beträufeln, mit Salz und Pfeffer würzen.

Mit Schinken und Salbeiblättern belegen und mit einem Zahnstocher feststecken.

In einer mit Öl erhitzten Pfanne beidseitig ca. 5 Minuten braten. Schnitzel herausnehmen, auf einer anderen Platte warmhalten.

Die Gemüsebrühe zum Bratensud geben, mit Salz und Pfeffer abschmecken.

Schnitzel mit Soße anrichten.

Salzkartoffeln mit Rindfleisch

Zutaten für 2 Personen:

4 Kartoffeln
200 g Rinderbraten, gestückelt
100 ml Gemüsebrühe, hefefrei
1 kleine Zwiebel
½ Tube Tomatenmark, ohne Zucker
1 EL Kokosöl
Salz und Pfeffer

Zubereitung:

Kartoffeln schälen, in grobe Stücke schneiden und in leicht gesalzenem Wasser gar kochen.

Rindfleischstücke in einem mit Öl erhitzten Topf anbraten, Zwiebel würfeln und hinzugeben.

Mit Gemüsebrühe ablöschen, Tomatenmark einrühren, mit Salz und Pfeffer abschmecken.

Mit den abgegossenen Kartoffeln anrichten.

Lachsfilets auf Gemüse gebacken

Zutaten für 2 Personen:

2 Lachsfilets
½ Zitrone, in Scheiben geschnitten
2 Knoblauchzehen, feingehackt
½ Zwiebel, feingehackt
1 Tomate, gewürfelt
1 kleine Zucchini, in Scheiben geschnitten
2 - 3 EL Olivenöl
½ EL Dill, feingehackt
Salz und Pfeffer

Zubereitung:

Zitronenscheiben in eine eingefettete Auflaufform legen.

Tomate und Zucchini mit Salz und Pfeffer würzen, dann mit Zwiebel und Knoblauch auf den Zitronenscheiben verteilen.

Lachsfilets auf das Gemüse legen, mit Olivenöl beträufeln. Im vorgeheizten Backofen bei 180 °C ca. 25 Minuten garen. Mit Dill bestreuen.

Garnelen mit Gemüse gebacken

Zutaten für 2 Personen:

500 g Garnelen
½ Zitrone, in Scheiben geschnitten
1 Tomate, gewürfelt
1 Spitzpaprika, gewürfelt
2 EL Olivenöl
1 kleine Zwiebel, feingehackt
1 Stängel Petersilie, feingehackt
Salz und Pfeffer

Zubereitung:

Gemüse mit Salz und Pfeffer würzen.

Die Zitronenscheiben nebeneinander in eine eingefettete Auflaufform legen, das Gemüse darüber verteilen.

Die gut gesäuberten Garnelen darüber schichten und mit Olivenöl beträufeln.

Im vorgeheizten Backofen bei 180 °C ca. 25 Minuten garen. Mit Petersilie anrichten.

Gegrillte Hähnchenspieße

Zutaten für 2 Personen:

300 g Hähnchenbrustfilet
120 g Zucchini
16 Cocktailtomaten
2 Zwiebeln
2 Knoblauchzehen
1 EL Sojasoße
Kokosöl
Salz und Pfeffer
Spieße

Zubereitung:

Für die Marinade Sojasoße mit gepresstem Knoblauch verrühren.

Hähnchenbrustfilets in mundgerechte Stücke schneiden und 10 Minuten in der Marinade ziehen lassen.

Zucchini und Zwiebeln in dicke Scheiben schneiden. Abwechselnd mit Hähnchenfleisch und Tomaten auf die Spieße stecken.

In einer eingefetteten feuerfesten Schale im Backofen grillen. Mit Salz und Pfeffer würzen.

Gegrillte Forellen mit Rinderhackfüllung

Zutaten für 2 Portionen:

2 Forellen
80 g Rinderhack
2 Knoblauchzehen
1 Zwiebel
¼ TL Sambal Oelek
2 TL Sojasoße
1 EL Wasser
½ TL Senf, ohne Zucker
Salz und Pfeffer
Zahnstocher

Zubereitung:

Zwiebel und Knoblauch fein hacken. Mit Gehacktem, 1 TL Sojasoße, Sambal Oelek, Salz und Pfeffer in eine Schüssel geben und verkneten.

Forellen innen und außen waschen, die Fleischmasse hineingeben, mit Zahnstochern verschließen.

Die restliche Sojasoße mit Senf, Wasser, Salz und Pfeffer verrühren. Die Forellen mit der Marinade bestreichen und im vorgeheizten Backofen ca. 20 Minuten grillen.

Hähnchenpfanne mit Nudeln

Zutaten für 2 Portionen:

2 Hähnchenbrustfilets
200 g Konjacnudeln
100 g Feta
350 g Magerjoghurt
2 Zwiebeln
2 TL Rinderbrühepulver, hefefrei
4 gestr. TL Tandoori masala
1 Stck. Ingwer
etwas Wasser
Salz
Chilipulver

Zubereitung:

Feta, Zwiebeln und Ingwer fein würfeln.

Wasser mit Tandoori masala und Rinderbrühe in eine beschichtete Pfanne geben, Zwiebeln darin anschwitzen.

Nudeln mit warmem Wasser abspülen und in die Pfanne geben. Mit etwas Wasser auffüllen und ca. 5 Minuten köcheln lassen.

Hähnchenbrust in mundgerechte Stücke schneiden, in die Pfanne geben und garen lassen, zwischendurch umrühren.

Ingwer und Feta beimengen.

Herdplatte ausstellen, leicht abkühlen lassen, dann den Joghurt einrühren und nur kurz erwärmen, damit der Joghurt nicht flockt.

Mit Salz und Chili abschmecken.

Brokkoli-Apfel-Salat

Zutaten für 2 Portionen:

250 g Brokkoli
1 saurer Apfel
¼ rote Paprikaschote
4 EL Sesamöl
1 EL Apfelessig
2 EL Haselnüsse
2 Prisen Stevia
Salz und Pfeffer

Zubereitung:

Brokkoli in kleine Röschen, den geschälten Apfel und die Paprikaschote in feine Würfel schneiden.

Haselnüsse grob hacken, in einer fettfreien Pfanne anrösten.

Öl mit Essig, Salz, Pfeffer und Stevia verquirlen und mit dem Salat vermengen.

Mit den Haselnüssen garnieren.

Sellerie-Apfelsalat

Zutaten für 2 Portionen:

200 g Sellerieknollen
80 ml saure Sahne
2 saure Äpfel
2 EL Zitronensaft
2 EL Walnüsse, feingehackt
Salz und Pfeffer

Zubereitung:

Sellerie schälen, halbieren und in kochendem Wasser ca. 5 Minuten vorgaren.

Herausnehmen und auf einer Reibe grob raspeln.

Äpfel schälen, vierteln und klein würfeln.

Sahne mit Zitronensaft verrühren.

Alles in eine Schüssel geben, mit Salz und Pfeffer würzen und gut umrühren.

Mit Walnüssen anrichten.

Rote Bete-Salat

Zutaten für 2 Personen:

2 Kugeln Rote Bete
4 mittelgroße Kartoffeln
1 Zwiebel
4 Knoblauchzehen
10 grüne Oliven, entkernt
4 Basilikumblätter
Olivenöl
Salz und Pfeffer

Zubereitung:

Die ungeschälte und gewaschene Rote Bete in Salzwasser gar kochen.

Kartoffeln schälen, in Scheiben schneiden und in einem separaten Topf in Salzwasser ca. 25 Minuten garen.

Die Rote Bete mit kaltem Wasser abschrecken, die Schale abziehen und in Würfel schneiden. Knoblauch, Oliven, Zwiebel und Basilikum fein hacken.

Alles in eine Schüssel geben, gut verrühren und mit Öl, Salz und Pfeffer abschmecken.

Sauerkraut und Rote Bete

Zutaten für 2 Personen:

100 g Sauerkraut
200 g Rote Bete
1 Zwiebel
1 saurer Apfel
1 – 2 EL Sesamöl
1 EL Schnittlauch
1 EL geriebene Haselnüsse
Meerrettich
Kümmel
Salz und Pfeffer

Zubereitung:

Apfel, Rote Bete und Zwiebel raspeln.

Sauerkraut abtropfen lassen und klein schneiden.

Für das Dressing Öl mit Meerrettich und Gewürzen vermengen und den Salat anmachen.

Mit Schnittlauch und Haselnüssen bestreuen.

Schopska-Salat

Zutaten für 2 Personen:

2 Tomaten
½ Gurke
2 Paprikaschoten, entkernt, geröstet und gehäutet
½ Zwiebel
80 g Schafskäse, gerieben
1 EL gehackte Petersilie
Dill
Apfelessig
Öl
Salz

Zubereitung:

Tomaten, Gurke, Zwiebel und Paprikaschoten klein schneiden.

In eine Schüssel geben, mit Essig, Öl und Salz abschmecken.

Die restlichen Zutaten darüber streuen.

Blumenkohlsalat in Joghurtsoße

Zutaten für 2 Personen:

½ Blumenkohl
250 g Naturjoghurt
2 Möhren
2 Handvoll Schnittlauch
½ Zitrone
2 EL Kokosöl
1 Prise Curcumapulver
1 Prise Zimt
Salz

Zubereitung:

Blumenkohl putzen und in kleine Röschen schneiden.

Möhren schälen und würfeln.

Zitrone waschen und in Scheiben schneiden.

Blumenkohl in etwas Wasser und mit Zitronenscheiben, Salz und Curcuma garen, dann herausnehmen und mit den Möhren in erhitztem Öl anbraten.

Mit Zimt und Salz würzen, abkühlen lassen und mit Joghurt vermengen.

Mit feingehacktem Schnittlauch anrichten.

Gemischter Grillgemüsesalat

Zutaten für 2 Portionen:

1 Paprikaschote
1 kleine Zwiebel
2 Zucchini
2 Möhren
1 Fenchel
2 Knoblauchzehen
1 EL Olivenöl
1 EL Walnussöl
½ TL Salz
1 EL Apfelessig

Zubereitung:

Gemüse putzen und in kleine Stücke schneiden. Mit gepresstem Knoblauch, Olivenöl und Salz in einen großen Topf geben.

Mit Deckel verschließen und gut durchschütteln.

Das Gemüse auf ein mit Backpapier ausgelegtes Backblech geben und im Backofen bei 200 °C backen, bis es anfängt zu bräunen. Aus dem Backofen nehmen und abkühlen lassen.

Aus Essig und Walnussöl eine Marinade mixen und mit Gemüse vermengen.

Krabben-Blumenkohlsalat

Zutaten für 2 Personen:

½ Blumenkohl
2 Eier, hart gekocht
100 g Krabben
1 roter Spitzpaprika
3 – 4 EL Sonnenblumenöl
2 TL Apfelessig
Salz und Pfeffer

Zubereitung:

Den geputzten Blumenkohl in kleine Röschen schneiden und in leicht gesalzenem Wasser ca. 25 Minuten garen.

Paprika und Eier fein würfeln.

Für das Dressing Öl mit Apfelessig, Salz und Pfeffer verrühren.

Blumenkohl abtropfen lassen, mit den weiteren Zutaten in eine Schüssel geben und umrühren.

Sommer-Salat

Zutaten für 4 Portionen:

4 Tomaten
2 Paprikaschoten
½ Salatgurke
½ Dose Mais
½ Dose Kidneybohnen
1 Handvoll Schnittlauch
Olivenöl
Apfelessig
Salz und Pfeffer

Zubereitung:

Tomaten, Paprikaschoten und Salatgurke würfeln und in eine Schüssel geben.

Mais und Kidneybohnen beimengen.

Schnittlauch fein hacken und mit Olivenöl, Essig, Salz und Pfeffer eine Salatsoße fertigen.

Zum Salat geben und gut verrühren.

Heringssalat mit Kohlrabi und Apfel

Zutaten für 2 Personen:

80 g Hering
150 g Kohlrabi
60 g Zwiebeln
200 g saure Äpfel
70 ml Sahne
Salz und Pfeffer

Zubereitung:

Heringe, Kohlrabi, Zwiebeln und Äpfel in mundgerechte Stücke schneiden. Sahne mit Salz und Pfeffer verrühren. Alles in eine Schüssel geben, gut umrühren und über Nacht im Kühlschrank ziehen lassen.

Gegrillter Spargel-Salat

Zutaten für 4 Portionen:

200 g grüner Spargel
2 Tomaten
100 ml Gemüsebrühe, hefefrei
½ Zitrone, Saft davon
½ TL Olivenöl
½ TL Senf, ohne Zucker
Salz und Pfeffer

Zubereitung:

Spargel waschen, hölzerne Enden abschneiden und diagonal in Stücke schneiden. Mit Öl bestreichen, auf dem Grill ca. 10 Minuten braten, dabei stetig wenden. Mit Salz und Pfeffer würzen.
Gemüsebrühe mit Zitronensaft und Senf verrühren. Tomaten achteln und zum Dressing geben, mit dem Spargel anrichten.

DESSERTS

Apfel-Sahnecreme

Zutaten für 2 Portionen:

1 Becher Schlagsahne
1 Becher Naturjoghurt
1 saurer Apfel
etwas Stevia

Zubereitung:

Sahne steif schlagen und mit Joghurt verrühren. Apfel auf einer Reibe grob raspeln und unterziehen. Mit Stevia nach Belieben abschmecken.

Schokoladenpudding

Zutaten für 4 Portionen:

500 ml Milch
50 g Zartbitterschokolade, zuckerfrei mit Stevia
1 EL Kakaopulver
2 EL Speisestärke
½ gestr. TL Steviapulver

Zubereitung:

Die Hälfte der Milch mit der Schokolade in einen Topf geben und aufkochen. Dabei so lange rühren bis die Schokolade aufgelöst ist.

Speisestärke, Kakaopulver und Stevia mit der restlichen Milch verquirlen. Zu der Schokomilch geben und aufkochen, dabei stetig rühren.
Puddingmasse auf 4 Teller verteilen, mindestens 6 Stunden oder über Nacht kalt stellen.

Waldmeisterpudding

Zutaten für 2 Portionen:

1 Pck. ungesüßte Waldmeister-Götterspeise
200 g Quark
etwas Stevia

Zubereitung:

Waldmeister-Götterspeise nach Packungsbeschreibung zubereiten.

Die noch flüssige Masse und Stevia mit einem Schneebesen in den Quark einrühren.

Puddingmasse auf 2 Teller verteilen, mindestens 6 Stunden oder über Nacht kalt stellen.

Zimt-Popcorn

Zutaten:

100 g Popcorn-Mais
½ TL Zimtpulver
½ TL Steviapulver
Kokosöl

Zubereitung:

Zimt mit Stevia vermischen.

Popcorn-Mais in einen mit Öl erhitzten Topf geben. Mit Deckel verschließen und bei mittlerer Hitze die Maiskörner aufplatzen lassen.

Zwischendurch den Topf rütteln, damit möglichst alle Maiskörner aufspringen.
Popcorn mit der Zimt-Stevia-Mischung vermengen.

Vanillepudding

Zutaten für 4 Portionen:

500 ml Milch
1 gestr. TL Steviapulver
3 Eigelbe
30 g Speisestärke
1 Vanilleschote
1 Prise Salz

Zubereitung:

Milch mit Vanillemark in einen Topf geben und aufkochen. Eigelbe ca. 5 Minuten mit Stevia verquirlen.
Speisestärke und Salz hinzugeben, dann mit der Milch vermengen und aufkochen.

Dessertschälchen mit kaltem Wasser ausspülen. Vanillepudding in Schälchen füllen und kühl stellen.

Süße Mandelsülze

Zutaten für 4 Portionen:

500 ml Milch
50 g Mandeln, gerieben
1 gestr. TL Steviapulver
8 g Gelatine

Zubereitung:

Milch aufkochen, Mandeln und Stevia dabei einstreuen und stetig umrühren. Gelatine in etwas kaltem Wasser einweichen und gut ausdrücken. In die Mandelmilch einrühren bis sich die Gelatine auflöst.

Eine Schale mit kaltem Wasser ausspülen, mit der Mandelmilch befüllen.
Erstarren lassen und aus der Schale stürzen.

Apfelmus mit Eischnee

Zutaten für 2 Portionen:

3 saure Äpfel
2 Eiweiß
etwas Steviapulver

Zubereitung:

Äpfel schälen, vierteln, entkernen und klein schneiden.

Mit etwas Wasser weich kochen, dann durch ein Sieb drücken. Mit etwas Stevia abschmecken.

Eiweiß steif schlagen und unterziehen.

Kokosmilch-Eis

Zutaten:

200 ml Kokosmilch
3 EL Kokosmus
1 gestr. TL Steviapulver
1 EL Butter

Zubereitung:

Butter zerlassen und mit Kokosmilch, Kokosmus und Stevia verrühren.

Im Gefrierschrank erkalten lassen, nach 1 Stunde und nach weiteren 45 Minuten kräftig umrühren, damit sich nur wenige Eiskristalle bilden. Einige Stunden oder über Nacht gefrieren lassen.

Vor dem Verzehr kurz antauen lassen, dann mit einer Gabel zerkleinern.

Mit einem Stabmixer pürieren und die gebildeten Eiskristalle zerkleinern.
Nach Geschmack noch etwas Kokosmilch hinzugeben.

Schokoladeneis

Zutaten:

250 ml Sahne
200 g Schokolade mit Stevia (ohne Zucker!)
3 Eigelbe
1 Ei
½ TL Steviapulver

Zubereitung:

Schokolade fein hacken und in einem Kochtopf auf niedriger Stufe zum Schmelzen bringen.

Eigelbe mit Ei schaumig rühren, mit der Schokolade und Stevia vermengen. Sahne steif schlagen und unter die Schokoladenmasse ziehen. In eine tiefkühlgeeignete Schale geben und ca. 5 Stunden gefrieren lassen.

Zwischendurch umrühren, damit sich keine Eiskristalle bilden. Vor dem Verzehr etwas antauen lassen.

Mandel-Soja-Eis

Zutaten:

200 ml Sojacreme
2 EL Mandelmus
1 EL Butter
1 TL Steviapulver

Zubereitung:

Butter zerlassen und mit Sojacreme, Mandelmus und Stevia verrühren. Im Gefrierschrank erkalten lassen, nach 1 Stunde und nach weiteren 45 Minuten kräftig umrühren, damit sich nur wenige Eiskristalle bilden. Einige Stunden oder über Nacht gefrieren lassen. Vor dem Verzehr kurz antauen lassen, dann mit einer Gabel zerkleinern.

Schokoladeneis mit Eismaschine

Zutaten:

300 ml Vollmilch
80 g Schokolade mit Stevia (ohne Zucker!)
2 Eier
100 ml Kondensmilch
80 ml Sahne
½ TL Stevia
1 TL Vanilleextrakt

Zubereitung:

Schokolade fein hacken und mit Milch in einem Kochtopf auf mittlerer Stufe erhitzen. So lange kochen und rühren, bis die Schokolade geschmolzen ist.

Eier schlagen und mit 1 Tasse der Schokoladenflüssigkeit verrühren. Dann alles zurück in den Kochtopf geben. Auf niedriger Stufe köcheln, dabei ständig rühren.

Die restlichen Zutaten einrühren, dann abkühlen lassen. In die Gefrierschüssel umfüllen und mit der Eismaschine ca. 35 Minuten rühren bis die gewünschte Konsistenz erreicht ist.

Joghurt-Zitroneneis mit Eismaschine

Zutaten:

2 Tassen Naturjoghurt
100 ml Kondensmilch
1 EL Zitronensaft
1 gestr. TL Steviapulver weiß

Zubereitung:

Joghurt mit Zitronensaft, Kondensmilch und Stevia in eine Schüssel geben und gut umrühren.

Im Kühlschrank abgedeckt 30 Minuten erkalten lassen.

In die Eismaschine umfüllen und ca. 40 Minuten rühren bis die gewünschte Konsistenz erreicht ist.

Nuss-Eis mit Eismaschine

Zutaten:

300 ml Vollmilch
200 ml Kondensmilch
100 ml Sahne
1 Tasse gehackte Haselnüsse
1 gestr. TL Steviapulver weiß
1 TL Vanilleextrakt

Zubereitung:

Vollmilch mit Kondensmilch und Sahne in der Gefrierschüssel verrühren. Haselnüsse, Stevia und Vanilleextrakt hinzugeben.
Mit der Eismaschine ca. 35 Minuten rühren bis die gewünschte Konsistenz erreicht ist.

GETRÄNKE

Lassi mit Minze

Zutaten für 2 Personen:

¼ Tasse frische Minzeblätter
250 g Naturjoghurt
50 ml Dickmilch
1 Prise Salz

Zubereitung:

Alle Zutaten in einen Smoothiemixer geben und pürieren.

Knoblauch mit Zitrone und Wasser

Zutaten:

3 Knoblauchzehen
1 Glas stilles Wasser
2 TL Olivenöl
½ Zitrone, Saft davon

Zubereitung:

Knoblauch klein hacken und mit allen weiteren Zutaten in das Wasser einrühren.

Möglichst zügig auf nüchternen Magen trinken.

Rezeptregister

FRÜHSTÜCK

	Seite
Grapefruit mit Frischkäse	141
Spiegeleier überbacken	141
Omelette-Muffins mit Schinken	142
Omelette-Muffins mit Spinatfüllung	142
Käse-Pancakes	143
Zitronenjoghurt	144
Quark-Pancakes	144

AUFSTRICHE UND PESTOS

Avocado-Aufstrich mit Ei	145
Tomaten-Mandel-Pesto	145
Avocado-Aufstrich mit Tomaten	146
Tomaten-Möhren-Aufstrich	146
Bärlauch-Pesto	147
Petersilien-Pesto	147
Kräuter-Pesto mit Bergkäse	148
Aioli	148

GRÜNE SMOOTHIES

Mangold-Smoothie mit Ingwer	149
Smoothie mit gemischtem Salat	149
Kohlrabi-Smoothie	150
Grünkohl-Smoothie	150
Avocado-Smoothie	151
Salatherz-Smoothie	151
Spinat-Smoothie mit Kokosmilch	152
Apfel-Paprika pikant	152

ZWISCHENMAHLZEITEN

Rührei mit Kräutern 153
Hüttenkäse-Eierkuchen 153
Tomaten mit Mozzarella 154
Überbackene Tomaten 154
Tzatziki 155
Eier in Joghurtsoße 155
Tofustreifen mit Sesampanade 156
Rote Bete-Kartoffelpüree 157
Tomaten-Rührei mit Schinken 157
Gebratene Avocado mit Ziegenkäse 158

SUPPEN

Lauch-Käsesuppe mit Hackfleisch 159
Brokkoli-Eintopf mit Linsen 159
Minestrone 160
Blumenkohlsuppe 161
Kartoffel-Käsesuppe 161
Bulgarische Joghurtsuppe 162
Kürbis-Suppe mit Aloe Vera 163
Brottrunk-Suppe 164
Kartoffel-Lauchsuppe 164
Gemüse-Linsensuppe 166

GEMÜSEGERICHTE UND -BEILAGEN

Sauerkraut 167
Blumenkohl-Kartoffel-Curry 168
Gefüllte Avocados 169
Konjacnudeln mit Brokkoli 170
Kartoffel-Spiralen im Backofen 171
Fettarme Pommes 171
Rote Bete mit Fenchel und Grapefruit 172
Gemüse auf Schafskäse 172
Konjacnudeln mit Zucchini 173
Auberginen in Kokosmilch 174
Gemüse-Linsenbratlinge 175
Kartoffelpüree mit Bärlauch 176

GEMÜSEGERICHTE UND -BEILAGEN

Auberginenröllchen 177
Vollkornspaghetti italienisch 178
Artischocken gebraten 179
Rote Bete-Spaghetti 179
Vegetarische Cevapcici 180
Gegrillte Kartoffelhälften 181
Gurke in Joghurt-Brottrunksoße 181
Konjacnudeln mit Champignons 182
Rosmarinkartoffeln im Backofen 183
Hirsepfanne mit Schafskäse 183

AUFLÄUFE UND ÜBERBACKENES

Vegetarisch gefüllte Zucchini 185
Zucchini-Tomaten-Auflauf 186
Hackfleischauflauf mit Gemüse 187
Überbackener Fenchel mit Tomatensoße 188
Gemüseauflauf mit Schinken 189
Überbackene Avocados mit Matjesfüllung 190
Blumenkohlauflauf 191
Gefüllte Paprikaschoten 192
Nudelauflauf mit Schinken 193
Sardellen-Spiegeleier überbacken 194
Rosenkohlauflauf 195
Gefüllter Kürbis im Backofen 196

FLEISCH- UND FISCHGERICHTE

Gemüse-Rindfleischpfanne mit Konjacnudeln 197
Kartoffelpfanne mit Fleischwurst 198
Fischfilet mit Gemüse im Backofen 199
Rinderfilet in Gemüsepfanne 200
Kalbsschnitzel in Schinken 201
Salzkartoffeln mit Rindfleisch 202
Lachsfilets auf Gemüse gebacken 203
Garnelen mit Gemüse gebacken 204
Gegrillte Hähnchenspieße 205

Gegrillte Forellen mit Rinderhackfüllung 206
Hähnchenpfanne mit Nudeln 207

SALATE

Brokkoli-Apfel-Salat 208
Sellerie-Apfelsalat 209
Rote Bete-Salat 210
Sauerkraut und Rote Bete 211
Schopska-Salat 212
Blumenkohlsalat in Joghurtsoße 213
Gemischter Grillgemüsesalat 214
Krabben-Blumenkohlsalat 215
Sommer-Salat 216
Heringssalat mit Kohlrabi und Apfel 217
Gegrillter Spargel-Salat 217

DESSERTS

Apfel-Sahnecreme 218
Schokoladenpudding 218
Waldmeisterpudding 219
Zimt-Popcorn 219
Vanillepudding 220
Süße Mandelsülze 220
Apfelmus mit Eischnee 221
Kokosmilch-Eis 221
Schokoladeneis 222
Mandel-Soja-Eis 222
Schokoladeneis mit Eismaschine 223
Joghurt-Zitroneneis mit Eismaschine 224
Nuss-Eis mit Eismaschine 224

GETRÄNKE

Lassi mit Minze 225
Knoblauch mit Zitrone und Wasser 225

Zur Autorin

Sigrid Nesterenko, geb. 1964, erkrankte 1994 an MCS (Multiple Chemische Sensibilität). Um zu überleben, musste sie sich nicht nur mit dem Vermeiden und Ausleiten von Umweltschadstoffen wie Quecksilber und Palladium beschäftigen, sondern auch mit den MCS-Begleiterscheinungen wie einer Schimmelpilzallergie, chronischen Candida-Infektion, Histamin- und Fructoseintoleranz.

Durch ihre stetige Suche nach der Ursache konnte sie im Laufe der Jahre durch verschiedene naturheilkundliche Therapien einen erstaunlichen und respektvollen Weg der Genesung erfahren. Dieser Weg dauerte viele Jahre und erforderte extrem viel Eigeninitiative und Disziplin.

Sie sammelte im Laufe der Jahre sehr umfangreiche Kenntnisse durch ständiges Lesen, Recherchieren, Experimentieren und intensiven Austausch mit anderen MCS-Betroffenen. Und nicht zuletzt die Durchführung unendlich vieler hilfreicher und auch weniger nützlicher Therapien haben zu ihrem umfangreichen Wissen über Naturheilkunde beigetragen.
Ihre eigenen Erfahrungen und gesammelten Erkenntnisse veröffentlichte sie in mehreren Büchern.

„Mit der Nutzung meiner Erfahrungen können andere Menschen ihre Leidenswege möglicherweise abkürzen und viele tausend Euros sparen. Hätte ich vor 20 Jahren meinen heutigen Wissensschatz gehabt, wären mir viele Jahre mit extrem eingeschränkter Lebensqualität erspart geblieben", Sigrid Nesterenko.

Hinweise für den Leser

Alle Angaben in diesem Buch wurden nach bestem Wissen und mit größter Sorgfalt erstellt. Die Angaben und Empfehlungen erfolgen ohne Verpflichtung oder Garantie der Autorin. Sie und der Verlag übernehmen keine Verantwortung und Haftung für Personen-, Sach- und Vermögensschäden aus der Anwendung der hier erteilten Ratschläge.

Dieses Buch hat nicht die Absicht und erweckt nicht den Anspruch, eine ärztliche Behandlung zu ersetzen. Ausdrücklich wird empfohlen, eine medizinische Diagnose vom Therapeuten einzuholen und eine entsprechende Therapiebegleitung durchzuführen.

Einige der vorgestellten Maßnahmen weichen von der gängigen medizinischen Lehrmeinung ab, und resultieren aus der Erfahrungsheilkunde.

Es wird ausdrücklich darauf hingewiesen, dass mit diesem Buch keine erfüllbaren Hoffnungen erweckt werden, die eventuelle Heilerfolge erwarten lassen können.